"十二五"国家重点图书出版规划项目

中医优势治疗技术丛书

◆ 总主编 周 然 张俊龙

点 穴

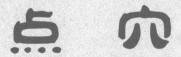

主编 王玉璧

编者 王玉秀 刘 宁

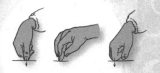

科学出版社

北 京

内 容 简 介

点穴技术是中医独具特色的优势技术，具有简便易行、经济实用、方便及时、安全可靠的特点，既可治疗疾病，又可强身保健。本书力求重点突出，简便实用，主要介绍了点穴技术的基本知识、操作方法及在常见疾病中的具体运用。

本书图文并茂，深入浅出，适用于广大基层医生、中医传统疗法爱好者及家庭自疗者参考使用。

图书在版编目（CIP）数据

点穴 / 王玉璧主编 . —北京：科学出版社，2014.4

（中医优势治疗技术丛书/周　然，张俊龙总主编）

ISBN 978-7-03-040387-2

Ⅰ. 点… Ⅱ. 王… Ⅲ. 点穴 Ⅳ. R244.1

中国版本图书馆 CIP 数据核字（2014）第 070614 号

责任编辑：鲍　燕　陈　伟　曹丽英 / 责任校对：宋玲玲
责任印制：赵　博 / 封面设计：王　浩
绘图：北京眺艺企业形象策划工作室

科 学 出 版 社 出版

北京东黄城根北街 16 号
邮政编码：100717
http://www.sciencep.com

北京盛通数码印刷有限公司印刷

科学出版社发行　各地新华书店经销

*

2014 年 4 月第 一 版　开本：720×1000 1/16
2024 年 4 月第六次印刷　印张：7 1/2
字数：135 000

定价：29.80 元

（如有印装质量问题，我社负责调换）

《中医优势治疗技术丛书》
总编委会

总 前 言

中医学历经几千年的发展，形成了独特的理论体系和完善的治疗技术体系。其治疗技术体系大体分为两类，一为遣方用药。它被作为中医治疗疾病的主体方法。时至今日，我们中医临床工作者诊疗疾病多处方开药，人民群众也多选择服用汤丸膏散等内服药物祛病疗疾。概因理法方药为中医辨证论治体系的高度概括。二为中医优势技术。翻开一部中医学的发展简史，我们不难看到，人们在经历了长期的无数次实践以后，早在新石器时代，就已经会运用针法、灸法、按摩术、止血法这些原始的、朴素的、简单的医疗技术。从砭石到九针，从针刺到药物贴敷，从神农尝百草到丸散膏丹汤饮酒露的制剂技术，从推拿正骨手法到小夹板的应用，这些都是时代的创造、医家的发明，都是当时社会发展条件下的医学领域的领先技术。经过历代医家的不懈努力和探索，这些技术内容丰富、范围广泛、历史悠久，体现了其临床疗效确切、预防保健作用独特、治疗方式灵活、费用比较低廉的特点，传承着中医学的精髓和特色。

这些优势技术或散见于民间，或零散于古籍记录，或濒临失传，面临着传承和弘扬的两大难题。2009 年，国务院出台的《关于扶持和促进中医药事业发展的若干意见》中就强调指出："老中医药专家很多学术思想和经验得不到传承，一些特色诊疗技术、方法濒临失传，中医药理论和技术方法创新不足。"也有专家痛心疾首地指出，"近年来，中医药特色优势淡化，手法复位、小夹板等'简、便、验、廉'的诊疗手段逐渐消失或失传。"由此可见，传承、发展并不断创新中医技术迫在眉睫、刻不容缓。

近年来的医改实践证明，中医药在满足群众医疗保健需求、减缓医药费用上涨、减轻患者和医保负担等方面发挥了很好的作用，缓解了群众看病就医问题，放大了医改的惠民效果。人民群众对中医药感情深厚、高度信赖，中医药作为一种文化已经深深地渗入中国百姓的日常生活当中。中医的一些技术特别是非药物方法，普通百姓易于接受、也易于掌握使用，可获得性强，适用于广大人民群众的养生保健和疾病治疗，很多人自觉不自觉地运用中医药的理念和优势技术进行养身健体、防治疾病。

传承和发展中医药技术是每一名中医药人的使命担当。正如国医大师邓铁涛教授所说："中医之振兴，有赖于新技术革命；中医之飞跃发展，又将推动世界新技术革命"。我们山西中医学院将学科发展的主攻方向紧紧锁定中医药技术创新，不断深化学科内涵建设，凝练学科研究方向，组建优势技术创新研发团队，致力于中医药技术的研究、开发、规范制定和应用推广，以期推动中医药技术的创新和革命，为人民群众提供更多的中医药技术储备和技术应用。

因此，我们组织既有丰富临床经验，又有较高理论素养的专家学者，编写了这套《中医优势治疗技术丛书》。丛书以中医优势治疗技术为主线，依据西医或中医的疾病分类方法，选取临床上常见病、多发病为研究对象，突出每一种优势技术在针对这些常见病、多发病治疗时的操作规程，旨在突出每一项技术在临床实践中的知识性、实用性和科学性。

这套丛书既是国家"十二五"科技支撑计划分课题"基层卫生适宜技术标准体系和评估体系的构建及信息平台建设研究和示范应用"、国家中医药管理局重点学科"中医治疗技术工程学"和山西省特色重点学科"中医学优势治疗技术创新研究"的阶段性研究成果，也是我们深入挖掘、整理中医药技术的初步探索，希望能够指导基层医疗卫生机构和技术人员临床操作，方便中医药技术爱好者和家庭自疗者参考使用。

2014 年 3 月

目　　录

上篇　点穴技术概论

1　点穴技术的学术源流 ……………………………………………… 2

2　点穴技术的基本原理 ……………………………………………… 4

3　点穴技术的功用 …………………………………………………… 5

4　患者体位和取穴方法 ……………………………………………… 6

5　点穴操作的前期准备 ……………………………………………… 11

6　点穴技术的操作手法 ……………………………………………… 16

7　点穴技术的适应证与禁忌证 ……………………………………… 25

8　点穴技术的优势与注意事项 ……………………………………… 26

9　十四经穴及常用经外奇穴的功效与主治 ………………………… 28

下篇　点穴技术的临床应用

1　感冒 ………………………………………………………………… 72

2　头痛 ………………………………………………………………… 74

3　痹证 ………………………………………………………………… 76

4　漏肩风 ……………………………………………………………… 78

5　眩晕 ………………………………………………………………… 80

6　晕厥 ………………………………………………………………… 82

7　呕吐 ………………………………………………………………… 84

8　胃痛 ………………………………………………………………… 86

9　呃逆 ………………………………………………………………… 88

10　腹痛 ………………………………………………………………… 90

11　心悸 ………………………………………………………………… 92

12　腰痛 ………………………………………………………………… 94

13　不寐 ………………………………………………………………… 96

14　癃闭 ………………………………………………………………… 98

15　小儿脑瘫 …………………………………………………………… 100

16　月经不调 …………………………………………………………… 102

17 痛经 ………………………………………………………… 104
18 落枕 ………………………………………………………… 106
19 颈椎病 ……………………………………………………… 108
20 近视 ………………………………………………………… 110

上篇

点穴技术概论

1 点穴技术的学术源流

(1) 点穴的定义

点穴是以祖国医学的经络理论为基础，凭借医生双手在患者体表经络穴位上运用特定的手法调整人体内气血的运行，促使发生功能障碍的部位恢复正常，从而维持脏腑正常的生理作用，达到治疗疾病，恢复健康的一种治疗方法。因其以指代针点按穴位，故又称"指针疗法"或"指压疗法"。

(2) 点穴技术的历史沿革

点穴疗法是祖国医学的宝贵遗产，它流传于民间，简便经济，适应证广泛，疗效快且显著，特别是没有不良反应，是我国劳动人民在长期与疾病的斗争中发现、发展的一种民间疗法，赢得了广大民众的肯定。

点穴疗法已有几千年的悠久历史，源远流长。上古先民，生产力落后，生活艰苦，加之疾病流行，毒蛇猛兽不时侵袭，受伤患病随时可见。在缺医少药的环境下，为求得生存，先民们不得不使用割、击、点、捏、刮、摩、刺和自采百草口服、外治等进行防病治病。久而久之，人们逐渐发现了一些行之有效的简单内服、外用药物和相应的外治方法。中医特色的各种疗法便起源于此，点穴疗法也伴随其中逐渐产生和发展起来。

历史在向前发展，生产力水平也在不断地发展，中医特色疗法也得到了进一步的充实和发展，点穴疗法也在不断进步。早在《黄帝内经》中就已有"按之则热气至，热气至则痛止"的记载。晋代著名医学家葛洪在《肘后备急方》里也有"令爪其病人人中，取醒"以救昏迷不醒患者的记载。即便是今天当我们身体某个部位疼痛或不适时，人们首先还是会下意识地用手按压相应的部位，以解除不适。阴阳、五行、脏腑、经络学说的形成，针灸疗法的创立，进一步为点穴疗法奠定了理论的基础。所以说，点穴疗法历史悠久，源远流长，上自石器时代，源于砭石，以针灸疗法的发展为基础派生出的相对独立的一种民间疗法。故杨继洲在《针灸大成》中盛赞点穴疗法为"以手代针之神术也"。

点穴疗法在历代先民中广泛流传并沿用至今，可以说它始于针术，先于针术。早在 2000 年以前的《黄帝内经》（简称《内经》）集中医理论之大成，内容丰富，涉及知识广泛。该书所载疗病诸法，多数尽为针术治疗而《灵枢》主要论述针灸疗法，偏重于针及经络与刺激部位。点穴与针术治疗属于同一范畴，都以经络为基础，只是以指代针。据《内经》之成书年代看，点穴疗法应在《内经》成书之前，经过若干年代先贤的不断发展，始载入《内经》中，并经过历代医家发展演变而成为一种以指代针的医疗手段。

新中国成立后，特别是改革开放以来，中医事业遇到了前所未有的发展机遇，民间各种疗法都得到了蓬勃发展，其中也包括点穴疗法，如点穴和气功相配合，点穴和推拿手法配合等疗法，使点穴疗法不断改进、提高。

随着科学技术的不断发展，一代一代中医人的矢志努力，不断挖掘，反复实践，总结推广，点穴这一疗法的内容更加具体，理论体系更趋完善，临床应用不断创新，适应病种持续拓展，焕发出勃勃生机。名老中医程爵棠在其《点穴疗法治百病》中对点穴疗法做了较为详细的论述；蔡洪光、杨理存在《实用经络点穴疗法》和《脏腑经络点穴疗法》中也对点穴疗法做了大量详尽的阐述。经过了数千年的发展，点穴疗法将会有更广阔的前景。我们可以肯定，经过我们的努力，点穴疗法必将得到更大的发展与推广普及，并能更好地为祖国的医药卫生事业服务，造福于全人类。

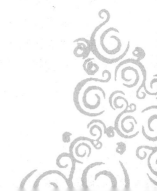

2 点穴技术的基本原理

(1) 中医学原理

点穴技术是以中医经络学说为依据的。经络为人体气血运行的通路，内属于脏腑，外络于肢节，将人体各个部分连成一个有机的整体。这样，穴-络-经-腑-脏，成为疾病传变的层次，脏腑、经络的病变也能反映到穴位上。

从上可见，穴位与其相对应的十二经脉、络脉间有着密切的联系。因此，在治疗中，我们可以通过手法刺激穴位，使感应可随着刺激部位的不同而驱动和促使相应区域的经脉之气循行，传至希望达到的脏腑、筋肉、关节等人体特定部位，从而获得定向性的调节经络气血以及内脏功能等的治疗调节作用，从而达到治病防病的作用。

同时，经络学说中的气街理论也为点穴疗法防病治病提供了理论依据。《灵枢·卫气》云："胸气有街，腹气有街，头气有街，胫气有街。"《灵枢·动输》又云："四街者，气之径路也。"说明经气的集中与流行的部位，即头部、胸部、腹部（包括背部）与胫部四街，是经脉之气循行的共同通道。所以点按身体各部位穴位都与气街理论密切相关，也是传感的必经通道，因此，具有较好的治疗作用。

点穴疗法的治病原理与针灸相同，刺激部位也与针灸基本一致。所不同的是针刺入皮内，点穴则点压皮上，但所达到的刺激效应是基本一致的。运用点穴手法，可以引起患者的局部和全身反应，从而调整机体功能、疏通经络、活血化瘀、平衡阴阳、消除病理因素，达到治疗目的。

(2) 现代医学原理

巴甫洛夫学说认为，人体中的一切器官和组织是在中枢神经系统的领导和指挥下发挥其功能，并保持其完整和统一性的。神经中枢功能损害或紊乱时，便会引起其支配部位的病变。同时，在其神经支配区内进行刺激，亦可通过一系列反射回路传入中枢神经。其后，经过中枢的反馈整合，将信息传至相应的支配部位。这便是由"感受器-传入神经-中枢-传出神经-效应器"形成的反射弧。

点穴疗法正是通过点按穴位使外周和中枢神经系统产生兴奋或抑制的调节反应，进而影响体液、内分泌、免疫等系统也产生相应反应，使人体产生局部或整体的良性调节效应，从而治疗疾病。

3 点穴技术的功用

(1) 强身健体，增强免疫

点穴疗法可以调整脏腑器官的生理功能，促进机体新陈代谢，改善人体血液循环，恢复人体的整体阴阳平衡，保持人体内精、气、神的充足，不断提高人的整体体质和抗病康复能力，从而达到强身健体、提高免疫力的目的。

(2) 扶正祛邪，防病治病

点穴疗法，通过运用正确的手法作用于人体脏腑组织器官和病变部位，进而来改善和提高脏腑生理功能、消除人体内滞留的各种病邪，起到了扶正祛邪、平衡阴阳的治疗作用，从而达到防病治病的最终目的。

(3) 降脂减肥，瘦身回春

点穴疗法对人体消化系统、内分泌系统、神经体液代谢、糖代谢等具有双向调节作用，既可以减少皮下脂肪的堆积，加快脂肪的代谢和吸收，又可以促进肠胃蠕动，增加排便次数，减少肠道对各类营养物质的吸收，使多余的食物营养从肠道排出，有利于消除脂肪，同时排出肠道毒素。通过手法可使多余的脂肪转化为热量。点穴手法内外兼调，标本兼顾，疗效显著而无不良反应，是一种安全有效的纯物理绿色美容美体方法，使人体有重拾青春之感，越来越受到广大群众的青睐。

(4) 排毒养颜，靓发美容

点穴疗法标本兼治，安全舒适、效果显著而且无不良反应。通过特殊手法达到排毒养颜、美容保健的功效。通过手法可以调节脏腑，调节内分泌，消除体内疾病和毒素，生化气血，条畅气机，保障人体气血津液的旺盛和运行代谢的畅通，从而保障人体皮肤肌肉的营养和代谢的旺盛，有效消除滞留在表皮血管末梢的废物，到达美容靓发之效。

4 患者体位和取穴方法

4.1 患者体位

患者正确的选择体位，有利于术者准确的取穴，施术，因此患者应采用最为舒适的体位，便于术者长时间操作。临床常采用的体位含如下几种。

仰卧位：适宜于头、面、胸、腹部和上、下肢等部位或穴位（图1）。

俯卧位：适宜于头、项、背部、腰骶、上肢部分和下肢后面及足底部等部位或穴位（图2）。

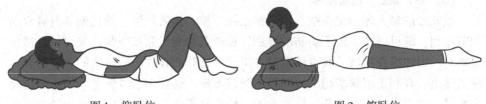

图1　仰卧位　　　　　　　　　图2　俯卧位

侧卧位：适宜于刺激一侧少阳经经穴和一侧上下肢部位或穴位（图3）。

仰靠位：适宜于刺激头顶、颜面、颈前等部位或穴位（图4）。

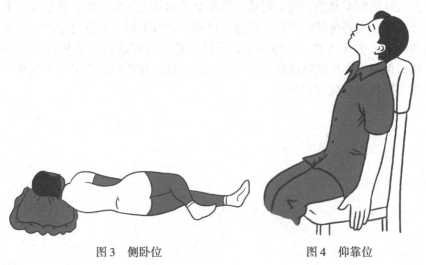

图3　侧卧位　　　　　　　　　图4　仰靠位

侧伏位：适宜于刺激头部一侧、面颊、耳前后部位及颈侧部、四肢的外侧等部位或穴位（图5）。

屈肘拱手位：适宜于刺激上肢外侧面等部位或穴位（图6）。

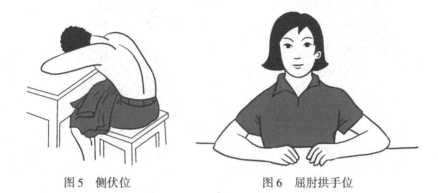

图5　侧伏位　　　　　　　　　图6　屈肘拱手位

屈肘俯掌位：适宜于刺激上肢手背面等部位或穴位（图7）。

屈肘仰掌位：适宜于刺激上肢手掌面等部位或穴位（图8）。

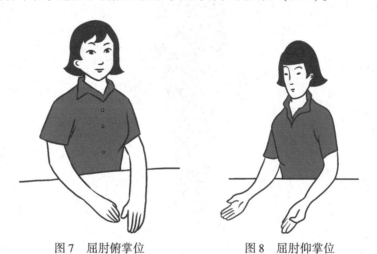

图7　屈肘俯掌位　　　　　　　图8　屈肘仰掌位

俯伏位：适宜于刺激脊柱两侧、后头、项背部、腰骶部以及臀部等部位或穴位（图9）。

正坐位：适宜于刺激胸部、肋间的前面、腹部的外侧等部位或穴位（图10）。

站立位：适宜于刺激脐腹上部、头、面、颈项、上肢。在某些特殊情况下，如条件限制等因素，可采用站立位（图11）。

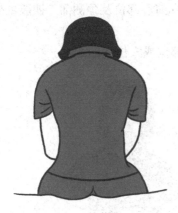

图9 俯伏位

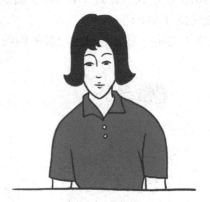

图10 正坐位

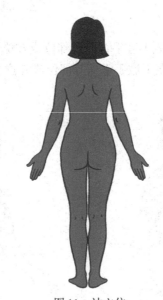

图11 站立位

4.2 取穴方法

　　寻找腧穴的位置，称为取穴。取穴是否准确直接影响点穴疗法效果的好坏。准确定位穴位，必须掌握好穴位的定位方法。常用的穴位定位方法有4种。

　　(1) 骨度分寸取穴法
　　本法以骨节为标志，将两骨节之间的长度折量为一定的分寸，用以确定腧穴位置。此法不论男女、老幼、高矮、胖瘦均可按一定的骨度分寸在其自身测量。

这种取穴法，头面四肢都适用。（表1）

表1　常用骨度分寸表

部位	起 止 点	折量分寸	度量法	说 明
头面部	前发际正中→后发际正中	12寸	直	用于确定头部经穴的纵向距离
	眉间（印堂）→前发际正中	3寸	直	用于确定前或后发际及其头部经穴的纵向距离
	第7颈椎棘突下（大椎）→后发际正中	3寸	直	
	眉间（印堂）→后发际正中→第7颈椎棘突下（大椎）	18寸	直	
	前额两发角（头维）之间	9寸	横	用于确定头前部经穴的横向距离
	耳后两乳突（完骨）之间	9寸	横	用于确定头后部经穴的横向距离
胸腹胁部	胸骨上窝（天突）→胸剑联合中点（歧骨）	9寸	直	用于确定胸部任脉穴的纵向距离
	胸剑联合中点（歧骨）→脐中	8寸	直	用于确定上腹经穴的纵向距离
	脐中→耻骨联合上缘（曲骨）	5寸	直	用于确定下腹经穴的纵向距离
	两乳头之间	8寸	横	用于确定胸腹部经穴的横向距离
	腋窝顶点→第11肋游离端（章门）	12寸	直	用于确定胁肋部经穴的纵向距离
背腰部	肩胛骨内缘→后正中线	3寸	横	用于确定背腰部经穴的横向距离
	肩峰缘→后正中线	8寸	横	用于确定肩背部经穴的横向距离
上肢部	腋前、后纹头→肘横纹（平肘尖）	9寸	直	用于确定臂部经穴的纵向距离
	肘横纹（平肘尖）→腕掌（背）侧横纹	12寸	直	用于确定前臂部经穴的纵向距离
下肢部	耻骨联合上缘→股骨内上髁上缘	18寸	直	用于确定下肢内侧足三阴经穴的纵向距离
	胫骨内侧髁下方→内踝尖	13寸	直	
	股骨大转子→腘横纹	19寸	直	用于确定下肢外后侧足三阳经穴的纵向距离（臀沟→腘横纹，相当14寸）
	腘横纹→外踝尖	16寸	直	用于确定下肢外后侧足三阳经穴的纵向距离

（2）手指同身寸取穴法

1）中指同身寸：是以患者的中指中节桡侧两端纹头之间距离折作一同身寸（图12）。

2) 拇指同身寸：是以患者的拇指指间关节宽度为准，折作一同身寸（图13A）。

3) 二横指（食、中指）同身寸：将患者的食、中指并拢，以中指第二指间关节横纹为准，两指宽度，折作同身寸1.5寸（图13B）。

4) 四横指同身寸：患者四指并拢，以中指第二指间关节横纹为准，四指宽度，折作同身寸3寸（图13C）。

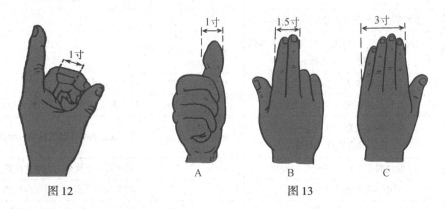

图12　　　　　　　　　　　　　　　　　　图13

(3) 体表解剖标志取穴法

本法是一种用患者的各种体表解剖标志为依据取穴的方法。例如，两乳头连线的中点取膻中，剑突与肚脐连线的中点取中脘，肚脐为神阙穴，脐旁两寸取天枢穴，神阙穴相对背部腧穴为命门，目内眦外上方凹陷取睛明穴，眉头凹陷取攒竹穴，十指尖取十宣穴，屈肘横纹头外侧凹陷取曲池，第7颈椎棘突下凹陷取大椎，屈膝膝盖下外侧凹陷中取犊鼻，膝窝横纹中点取委中等。这种取穴方法局限于一些特定的穴位，但可以作为其他穴位的定位依据，可以简化部分穴位的定位。

(4) 简便取穴法

本法临床上一种简便易行的取穴方法。例如，立正姿势，手臂自然下垂，中指指端点到处为风市；两手虎口自然交叉，一手食指压于另一手桡骨茎突上方，食指指尖所指处为列缺；或以一手拇指指间横纹压于另一手虎口边缘，拇指下压，拇指间点到处即为合谷穴。

5　点穴操作的前期准备

5.1　指力练习方法

点穴疗法能否取得良好的效果，一定程度上取决于施术者体力强弱和指力大小。平日里施术者可以通过练习一定的功法，增强自身体质和指力，对提高临床治疗效果大有好处。

练指力法就是增强指力与耐力的训练方法，是治疗取得良好效果的关键要素。要想把病治愈，点穴操作手法须稳、准、狠，力度和速度要配合好。因此，施术者应用点穴疗法治疗疾病前，需要先练习指力，以增强手指功力。可结合练习一些简单功法，以达到事半功倍之效。

（1）插指法

备一木桶，内放置细沙、稻谷或大米，用手指反复插入，每次练习 10～15 分钟，坚持不懈，日久指力必然大增。若出现手指肿胀，及时使用消肿药水，消肿后再练习。同时可以练习举手及举重等动作，配以哑铃练习，效果更好。锻炼一段时间，可增强臂力。注意练习要刻苦，但应该循序渐进，一般练习 1～3 个月，指力、臂力和耐力都可以大大增强。

（2）米袋练习法

取大小适中帆布口袋一只，里面装上大米，封好口，外面套一个干净布袋，便于今后拆洗。开始练习时，布袋扎得紧些，以后慢慢放松。将布袋放置于诊断床上，结合人体不同的部位和穴位，依据手法的动作要领和难度要求，加强练习点法、拿法、揉法、㨰法、按法、摩法等。通过长期的练习，可熟练掌握主要手法的动作技巧和灵活程度，也可同时增强指力和腕力。练习者姿势可采取站势或坐势。坐势练习手法有点法、揉法、按法和摩法等；站势练习手法主要是㨰法和拿法。㨰法练习时，要求左、右手轮流进行，其他手法以右手为主。

（3）人体相互练习法

施术者彼此在对方身体上练习点穴手法，是临床应用点穴手法治病前的过渡阶段，应尽可能结合临床治疗操作规程，以手法的适应证在人体各部位进行练习。练习中要注意单一手法的操作，各种手法的配合应用等，如按揉、捏拿等。同时应细心体会，根据人体的形态、结构、关节活动功能以及肌肉、肌腱等软组织的弹性、张力等情况，施以不同的力量和幅度。

5.2　功法练习方法

从事点穴疗法的医生，应该身体健康，具备一定的体力、臂力和指力，尤其是臂、指要具备一定的耐力，这样才能保障在进行点穴手法操作时得心应手，保障治疗效果。因此，练习一定的功法对从事点穴疗法的医生来说是相当重要的。与此同时，患者如果经常练习仙鹤养生功功法，对于祛病强身巩固疗效也大有好处。

仙鹤养生功是根据医疗气功的原理和中医学理论，以古代名医华佗《五禽戏》的《鹤戏》为基础，模仿仙鹤的各种形态创编的。鹤为飞禽类中长寿之最，其各种姿态优美且尤益健身强体，因此，定名为"仙鹤养生功"。功法动作结构全面，姿势大方美观，便于掌握，而且功效显著。其特点是得气快、气感强。常练本功法，可疏通全身经络，促进气血流通，达到祛病延年的目的。本功法适用于许多疾病的治疗及康复，如颈椎病、肩周炎、各种慢性腰腿痛、高血压、冠心病、神经衰弱、慢性气管炎、慢性胃肠炎、阳痿等。

(1) 展翅起舞

预备式：并腿直立，全身放松，排除杂念，怡然自得。默念练功前口诀：夜阑人静万虑抛，意守丹田封七窍，运气徐缓搭鹊桥，身轻似鹤游九霄。

1）两手由体侧徐徐举起与肩平，手心向下，同时吸气。

2）两臂徐徐下落，同时缓慢屈膝下蹲，配合呼气。

上述1）与2）动作，反复各做3遍。

3）接上式。两臂由体侧向体前徐徐举起与肩平，手心向下，同时两腿伸直，提踵，配合吸气。

4）两臂徐徐下降，同时两腿缓慢下蹲，并配合呼气。

上述3）与4）的动作反复3遍，然后还原成立正姿势。

功效：疏通全身气血，为练功作准备。

(2) 斜翅飞翔

预备式：同展翅起舞。

1）左脚向前迈半步，同时右臂徐徐向右前上方举起，左臂向左后方上举，两手手心向上，目视右手。上体正直，同时配合吸气。

2）重心下移，落于左腿上，成左弓步，同时翻两掌使掌心向下，头向左扭视右足，并配合呼气。

3）向右转体，两臂呈侧平举姿势，同时两腿伸直，并吸气。

4）两手经体侧放下，同时左腿收回，成立正姿势，并配合呼气。

功效：疏肝理气，强肾壮阳。

动作要求：第2）式，成一左前弓步，要求上体与后腿呈一斜线，体前的一臂与胸廓部位应充分拉开，同时要求两大腿根部夹紧（对睾丸有按摩作用）。

（3）鼓翼翱翔

预备式：立正。

1）左脚向前迈半步，两臂向斜前上方举起，同时吸气，重心移至前腿，后腿提踵。

2）接着后坐，后腿屈膝，两臂向后拉，似抱球。

3）双臂屈肘于胸前约与肩平，同时后腿伸直，前脚收回。

4）双臂向下移至丹田（气海穴），同时徐徐下蹲，并呼气。

功效：开胸理气，舒心解郁。

动作要求：后坐、后腿屈膝时，两臂放松、屈腕、屈肘似抱球。

（4）鹤翅单展

预备式：立正。

1）两臂经体侧屈臂于胸前，左手向上至前额时，翻掌向上托，掌心朝上，目视手背，右手向下伸直，屈腕手心朝下。两臂上、下充分拉开，同时抬头挺胸，并提踵（吸气）。

2）两臂恢复呈屈臂前平举动作，同时两膝徐徐下蹲（呼气）。

3）两腿缓慢伸直，重复后面（9）的动作（吸气），左右臂交替进行（先左上举，后右上举）。

4）重复后面（9）的动作。

功效：平调土木，健脾和胃。

动作要求：两臂上、下托时，应充分，同时要求抬头、挺胸、提踵。

（5）展翅顾月

预备式：立正。

1）左腿向前迈半步，两臂经体侧向后展翅（扩胸），掌心朝前，拇指朝上，重心前移，后足提踵（同时吸气）。

2）身体后坐，后腿屈膝，前腿伸直，上体前屈。两臂后举，掌心朝上，同时头向左转，目视左手（呼气）。

3）上体抬起，后腿伸直，成侧平举，同时吸气。

4）还原成立正姿势（呼气）。

功效：开胸理气，强壮肺脏。

动作要求：展翅扩胸时，充分吸气。后坐体前屈时，应充分呼气。

(6) 展翼奋飞

预备式：立正。

1）左脚向后迈半步，同时侧平举。接着上体向左侧屈，两臂斜上举，腿随手动，吸气。

2）恢复成立正姿势，同时呼气。

3）同1）的动作，但方向相反。

4）同2）动作。

功效：平调肾水，强肾壮腰。

动作要求：体侧屈时，尽量呈一反弓形。

(7) 海底捞月

预备式：立正。

1）两臂斜上举，挺胸，提踵同时吸气。两臂经体侧下落，同时体前屈，双腿伸直，两手在两足背上做一捞月动作，同时呼气。

2）接着上体抬起，两膝下蹲，然后两腿徐徐伸直，接做1）的动作，反复进行。

功效：平调肾水，强肾壮腰。

动作要求：体前屈时，两腿应充分伸直。

(8) 缓翅平翔

预备式：立正。

1）左腿向前迈半步，重心移动在左足上，同时两臂斜前上举，右足伸直后举，并抬头挺胸，吸气。

2）右腿落地，重心向前腿移至右腿上，右腿屈膝，同时双臂落小腹前（呼气）。左足收回，右腿伸直。

3）同1）动作，但方向相反。

4）同2）动作，反复。

功效：平调肾水，强肾壮腰。

动作要求：后举腿时，要求充分挺胸、腰。并尽量维持平衡。

(9) 展翅理三焦

预备姿势：立正。

1）两臂斜上举，抬头挺胸、提踵、吸气。

2）两臂下落，于胸前屈臂平举，然后向小腹移动，同时下蹲，并呼气。

1）与2）的动作，要反复做几次。

功效：调理三焦。

动作要求：上举时尽量抬头、挺胸、吸气，做3次后，动作由大变小。

（10）敛翅归原

收式：两手掌扶在小腹，男子左手贴于小腹，右手掌压于左手背上，女子相反，调息 3 次后，搓手搓脸，即可收功。

注意事项：①分左、右方向的动作，各方向做 3 遍，若不分方向的动作，共做 6 遍。②应辨证施功，根据实际情况，可少做几节动作，或选某 1～2 个动作反复做均可。③运动量和运动强度一定要遵守循序渐进的原则。运动量、强度不可过大，动作幅度要由小变大。

6 点穴技术的操作手法

点穴疗法能够防病治病、强身健体、延年益寿,其操作手法正确与否非常关键。正确的操作手法是保证治疗效果,也是提高治疗效果的重要环节。选择适当的操作手法(即点穴手法),因证而施,灵活使用,是一项非常重要的基本功。只有熟练掌握好操作手法,才能将其灵活自如地应用于临床。操作手法的基本要求是:持久、有力、均匀、柔和而达到深透的目的。目前常用的点穴手法有以下几种。

(1)点法

用手指、拳、掌、或肘部按压身体一定部位(或穴位),并深压、揉动、压放的方法称为点法。(图14 ~ 图16)

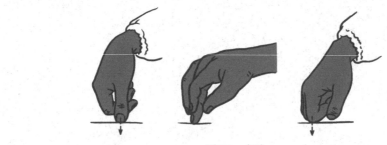

图14 点法

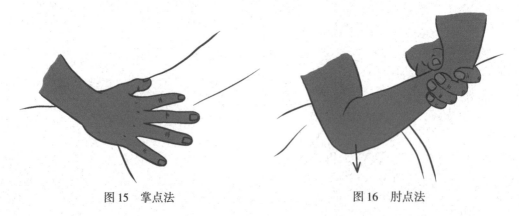

图15 掌点法　　　　　　　　　图16 肘点法

操作方法 术者用单指、多指或手掌、拳或肘尖在患者应治疗部位上由浅入深地点压，称为点法。施术时指点法多用在穴位上，掌或肘点法多用在肌肉丰厚的深部软组织处，用点法时用力要稳，力量由轻到重，千万不能用蛮力，否则会损伤人体。

适用部位　适用于头面、颈、肩、胸、背部和四肢部。

功效　调节神经、镇静止痛。

（2）**按法**

本法是最早应用于点穴疗法的手法之一，也是点穴疗法的主要手法之一。即用拇指指端或螺纹面（指腹），也可用掌根、肘尖在穴位上着力按压（图17 ~ 图20）。

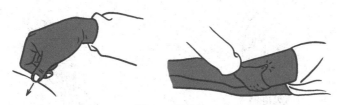

图 17　指按法

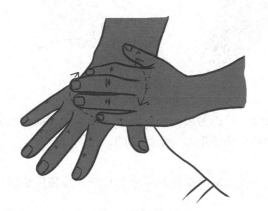

图 18　掌根按法

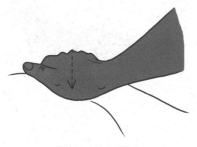

图 19　掌根按法

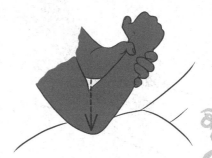

图 20　肘按法

操作方法 操作时术者用手指、手掌、掌根或肘尖放置于施术部位，一起一伏，由轻到重的按动的方法，称为按法。操作时用力要稳，使力透达深层，勿用暴力按压。

适用部位 适用于头面、颈肩、腰背、腹部和四肢部。

功效 通络活络、消肿化瘀。

（3）压法

用手指、掌、肘着力于施术部位，压而抑之，即称压法（图21）。一般分为指压法、掌压法和肘压法3种。

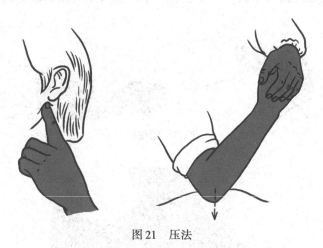

图21 压法

压法与按法相似，统称为按压法。但按法偏于动，而压法偏于静，压的力量较按法重，因此两种手法还是有一定区别的。

（4）揉法

用手指、掌根、大鱼际等部位对一定部位或穴位施以旋转揉动，称揉法（图22～图25）。

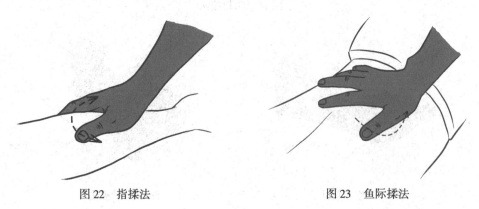

图22 指揉法　　　　　　　　图23 鱼际揉法

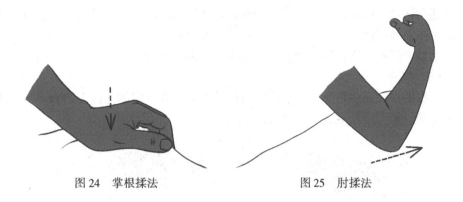

图 24　掌根揉法　　　　　　　　　图 25　肘揉法

操作方法　操作时以前臂和腕部的自然摆动来带动手部的回旋转动，或用上臂的自然摆动来带动肘部回旋转动。手法柔和，频率为 120～160 次/分以上。

适用部位　此法适用于全身任何部位或穴位。

功效　活血祛瘀，消肿止痛，宽胸理气，消食散积。

（5）一指禅法

操作方法　用拇指指端或螺纹面或偏峰着力于一定的部位或穴位上，腕部放松，沉肩，垂肘，悬腕，肘关节略低于手腕，以肘部为支点，前臂作主动摆动，带动腕部摆动和拇指关节作屈伸活动（图 26）。操作时，肩、肘、腕、指各关节必须自然放松，拇指要吸定在此皮肤上，不能摩擦及跳跃，力量均匀、深透，保持一定的压力。操作频率为 120～160 次/分。

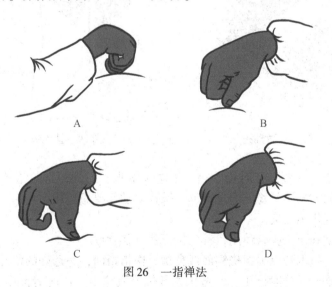

A　　　　　　　　　　　　　　　　B

C　　　　　　　　　　　　　　　　D

图 26　一指禅法

适用部位　此法接触面较小，但深透度大，可适用于全身各部穴位。常用于头面，胸腹和四肢。

功效　舒筋活络，调和营卫，祛瘀散积，健脾和胃。

（6）推法

用指的螺纹面、鱼际或手掌根、肘部等着力，在一定的部位上进行单方向的直线移动，称为推法（图27、图28）。

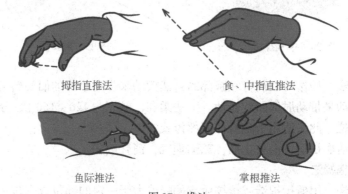

拇指直推法　　　　　　食、中指直推法

鱼际推法　　　　　　掌根推法

图27　推法

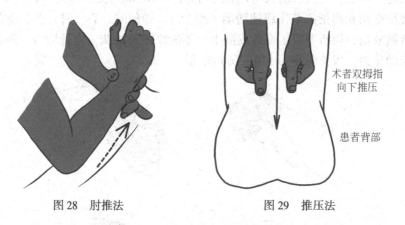

图28　肘推法　　　　　　图29　推压法

术者双拇指向下推压

患者背部

操作方法　术者操作时用手指、手掌、掌根、肘尖等部位置于患者施术部位，沿一定的方向用平稳的力量推动。操作时动作要稳，用力均匀，紧贴体表以患者皮肤有温热感为度。

推法经常和压法配合使用，称为推压法（图29）。

操作时，施术者以拇指桡侧面或食指、中指指面，在选好的治疗部位或穴位上，做直线推压或分段推压。先指压某部位或穴位上，再向前推压。在推压时，速度要尽量缓慢，用力要平稳，要均匀。

适用部位 此法可适用于人体各个部位与穴位。

功效 提高肌肉的兴奋性、舒筋活络、行气活血。

（7）掐法

一般指用拇指指甲掐入法（图30）。

操作方法 术者用拇指置于患者施术部位上，向下掐压的方法，称为掐法。操作时掐压用力要稳，切忌滑动，力量不宜过大。

此法刺激面积小，力量集中，局部强度较大，临床上急症时经常用。

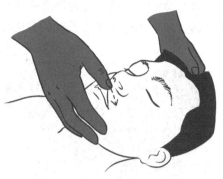

图30 拇指尖掐法

适用部位 此法常用于头面部、四肢末梢等部位穴位和相关疾病，如急救时人中穴常用本法。

功效 镇静止痛、开窍醒神。

（8）捏法

捏法是用大拇指与食、中两指或拇指与其余四指相对用力挤压肌肤的方法，称为捏法，可分为三指捏和五指捏两种（图31）。

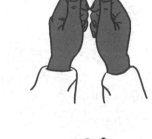

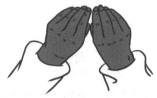

图31 捏法

操作方法 操作时，术者用拇指与其余四指置于患者施术部位上，将患者皮肤及肌肉捏起，捏起皮肤的多少及用力大小要适当。要捏捻，不宜拧转，从长强穴起至大椎穴直线向前推进。不要歪斜，并有捏起皮肤及肌肉的感觉。

适用部位 常用于颈、肩背、腰骶部和四肢部。

功效　疏通经络，调节内脏。

(9) 擦法

以小鱼际、掌背、前臂等部位着力于体表一定部位上，通过腕关节的主动屈伸外转，使手掌连续来回擦动的方法称为擦法（图32～图34）。

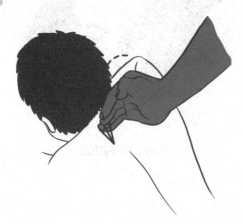

图32　小鱼际擦法

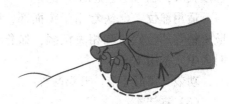

图33　掌背擦法

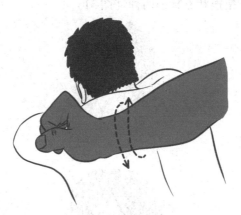

图34　前臂擦法

　　操作方法　操作时术者以小鱼际、掌背、前臂等部位紧贴患者施术部位的皮肤，进行不停擦动，术者施术部位的皮肤与患者受术部位的皮肤相对位置不变，手法动作的幅度不宜过大。

　　适用部位　适用于颈项、肩背、腰臀、四肢等肌肉较丰厚的部位。

　　功效　舒筋活络，滑利关节，解痉止痛，增强肌肉韧带活动能力。

（10）击法

又称为叩击法。在人体表一定部位或穴位上，可用手指尖、小鱼际、掌根、拳背叩击不同部位或穴位，故又分为指击法、掌击法、拳击法三种。

操作方法　常用的叩击手法有3种。①手指叩击法（图35）：用指端轻轻打击体表，如雨点下落之势。手指叩击法，可分中指端叩击法，即用食指与拇指夹持中指进行叩击；三指叩击法，即拇指、食指、中指三指同时进行叩击；五指叩击法即五指捏在一起进行叩击。②手掌叩击法（图36）分为两种：一种为掌击法，即手指自然松开，腕伸直，用掌根部叩击体表；另一种为侧击法，即手指自然伸直，腕略背屈，用单手或双手小鱼际部击打体表。③拳击法（图37）：即手握空拳，腕伸直，用拳强力叩击体表处。

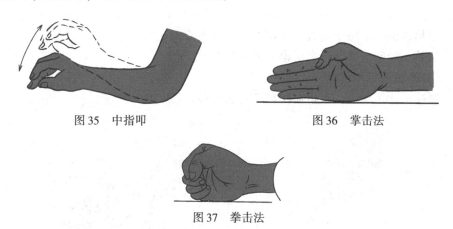

图35　中指叩　　　　　　　　　图36　掌击法

图37　拳击法

击法用劲要快速而短暂，垂直叩击体表，在叩击体表时不能有拖抽动作，速度要均匀而有节奏。

另外，用桑枝棒打击体表或阿是穴（压痛点），则称为棒击法。

适用部位　手指叩击法，适用于身体各部位和穴位，常用于头面及胸腹部位或穴位；手掌叩击法，适用于头顶、腰臀及四肢部；侧击法适用于腰背部及四肢部；拳击法适用穴位范围广泛，尤其适用于腰背部。

功效　舒筋通络、调和气血。对风湿痹痛、局部感觉迟钝、肌肉痉挛或头痛等症有效。

（11）拍法

术者用手掌或掌根置于患者受术部位，由轻到重的拍打方法，称为拍法（图38）。

操作方法　操作时手指自然并拢，掌指关节微屈呈虚掌式半握拳，拍打后迅速抬起，不要停顿，应平稳而有节奏。以患者受术部位有轻松舒适感觉为度。

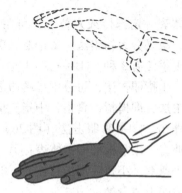

图 38 拍法

适用部位 适用于肩背、腰骶部及四肢等部位。

功效 舒筋通络、行气活血、消除疲劳。

（12）振法

振法又称振颤法，有指振法和掌振法两种。（图 39 ~ 图 40）。

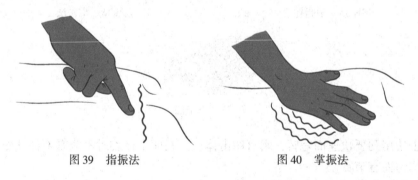

图 39 指振法　　　　　　　　　　　图 40 掌振法

操作方法 操作时用手指或手掌着力在体表，前臂和手部的肌肉强力地静止性用力，产生震颤动作。用手指着力的称为指振法，用手掌着力的称为掌振法。操作时用力要集中于手指端或手掌面上，颤动频率要高，着力稍重，患者受术部位有明显颤动感。

适用部位 可用于肩背、胸腹、腰骶部及四肢等部位和穴位。

功效 祛瘀理气、舒展筋骨、消食导滞、调和肠胃。

7 点穴技术的适应证与禁忌证

7.1 适应证

点穴疗法治疗疾病的范围相当广泛,一般内科、儿科、妇科、伤外科、皮肤科和五官科等各科诸多疾病均可治疗。对临床上常见多发病和部分疑难病以及保健美容等,都有较好的治疗和保健功效。

(1) 内科疾病

头痛、偏头痛、胃痉挛、肠痉挛、急性胃肠炎、痢疾、便秘、颜面神经麻痹、膈肌痉挛、胃及十二指肠溃疡、胃炎、阳痿、早泄、遗精、感冒、中暑、高血压、冠心病、心动过速、神经衰弱、肺炎、支气管哮喘、前列腺炎等。

(2) 儿科疾病

小儿厌食症、小儿腹泻、小儿疳积、小儿惊风、小儿脑瘫、百日咳、小儿麻痹后遗症、小儿遗尿等。

(3) 外科、妇产科疾病

腰扭挫伤、腰腿痛、肩关节周围炎、颈椎病、落枕、软组织损伤、网球肘、湿疹、荨麻疹、腱鞘炎、急性乳腺炎、月经不调、带下、痛经、更年期综合征、经前期紧张综合征、盆腔炎、子宫脱垂等。

(4) 五官科及其他疾病

鼻炎、耳鸣耳聋、牙痛、近视、结膜炎、急性扁桃体炎、肥胖症、脱发、白发、雀斑、梅核气等。

7.2 禁忌证

1) 对急性传染性疾病或炎症急性期不宜单独采用。
2) 严重器质性疾病、高度贫血症及严重心脏病、癌症晚期者不宜使用。
3) 精神病患者不宜应用。
4) 各种骨折,在未经整复固定之前或整复固定之后骨痂未形成时,避免在患部点按,可在患部附近轻手法点按。
5) 妇女怀孕期应慎用,有习惯性流产史的孕妇尤应慎用。
6) 各种皮肤病、疖肿、疮疡,应避开患部,以免病势扩散。

8 点穴技术的优势与注意事项

8.1 优势

(1) 易于掌握, 简便经济

点穴疗法比针灸疗法更加简单易学, 随时随地可以进行治疗, 易学易推广, 效果又好, 特别适合普通群众和民间医生学习使用。多数人能很快学会使用。点穴疗法的最大特点, 就是不花钱也能治好病。大大减轻了患者的医疗成本, 特别是山区、农村等缺医少药之地更加适合本法。

(2) 适应证广, 效果显著

点穴疗法广泛地适用于内伤性疾病、各种慢性疾病和功能失调性疾病的治疗和辅助治疗。对临床各科许多病证均有很好的疗效。其治病范围广泛, 适用于男女老幼不同年龄、性别的人群, 即可用于治疗慢性疾病, 又可在紧急情况下发挥急救作用, 只要耐心坚持治疗, 亦多获奇效。所以本疗法的治疗效果是不可低估的, 而且见效快、疗效高。

(3) 施治安全, 无不良反应

点穴疗法只刺激体表皮肤或穴位表面, 不深入体内, 治疗时一般不会有危险发生, 治疗时无痛苦、无不良反应, 所以男女老幼都能接受。在治疗中只要正确的运用手法, 正确的选择穴位, 一般不会有不良反应。

8.2 注意事项

(1) 患者

1) 患者精神极度紧张或极度疲劳的时候, 应休息 30 分钟。这样就可缓解紧张疲劳, 有利于点穴的疗效。

2) 在患者饭后和饭前, 不能用重手法。否则, 容易使患者趋于疲劳。饭后点穴, 须相隔 30 分钟。

3) 患者过饥过饱, 不点穴。

4) 患者在惊恐、愤怒时, 禁忌点穴。

5) 凡是远路而来的患者, 须休息 15 分钟, 再施点穴。遇到急救, 可以灵活运用。

（2）术者

1）施术前要消除患者顾虑，取得患者充分信任，选准治疗体位使患者肌肉精神处于放松状态。

2）手法要由轻到重，由缓到急，循序渐进。

3）施术者要注意力集中，随时观察患者表情变化。

4）施术者平时应加强体力、臂力、指力和耐力的练习，才能得心应手的运用各种手法，取得预期疗效。

（3）疗程

一般每日治疗 1 次或隔日治疗 1 次。一般 7 天为一个疗程，慢性病 1 个月为一个疗程。

9 十四经穴及常用经外奇穴的功效与主治

9.1 手太阴肺经腧穴

本经腧穴，起于中府，止于少商，左右各11个穴位。本经腧穴主治喉、胸、肺及经脉循行部位的其他病证。主要穴位介绍如下（图41）。

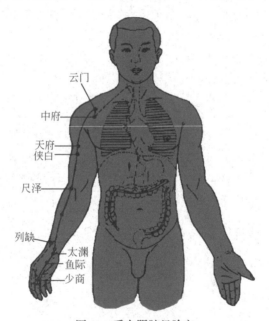

图41 手太阴肺经腧穴

（1）中府（肺募穴）

正坐或仰卧。在胸前壁的外上方，云门下一寸，平第1肋间隙，距前正中线6寸。

功效 清宣肺气、止咳平喘。

主治 咳嗽、气喘、胸痛、胸中烦满、肩背痛、咽喉痛、支气管炎、支气管哮喘、肺炎。

（2）云门

正坐或仰卧，在胸壁前外上方，肩胛骨喙突上方，锁骨下窝凹陷处，距前正中线 6 寸。

功效 宣调肺气，止咳平喘。

主治 咳嗽，气喘，胸痛，肩背痛，喉痹。支气管炎，支气管哮喘，肋间神经痛，肩关节及其周围软组织疾患。

（3）天府

正坐，上臂自然下垂。在臂内侧面，肱二头肌桡侧缘，腋前纹头下 3 寸处。

功效 宣肺理气，清热凉血。

主治 上臂内侧痛。气喘，吐血，鼻衄。支气管炎，支气管哮喘，鼻出血，急、慢性鼻炎。

（4）侠白

正坐上臂自然下垂。在臂内侧面，肱二头肌桡侧缘，腋前纹头下 4 寸，或肘横纹上 5 寸处。

功效 宽胸理气，止咳平喘。

主治 上臂内侧痛；咳嗽，气短，烦满。支气管哮喘，支气管炎，鼻出血。

（5）尺泽（合穴）

仰掌，微屈肘。在肘横纹中，肱二头肌腱桡侧凹陷处。

功效 清泄肺热，肃降肺气。

主治 肘臂挛痛；咳嗽，气喘，咯血，咽喉肿痛，胸部胀满，潮热，绞肠痧。肺结核，肺炎，支气管炎，支气管哮喘，胸膜炎，急性胃肠炎，丹毒，肘关节及周围软组织疾患等。

（6）列缺（络穴、八脉交会穴，通任脉）

微屈肘，侧腕掌心相对。在前臂桡侧缘，桡骨茎突上方，腕横纹上 1.5 寸。

功效 宣肺疏风，通经活络。

主治 咳嗽，气喘，咽喉痛，口眼㖞斜，偏正头痛，外感头痛，项强，牙痛；桡神经麻痹，腕关节及其周围软组织疾患，感冒，神经性头痛，面神经麻痹，落枕，荨麻疹，无脉症。

（7）太渊（输穴、原穴、脉会穴）

伸臂仰掌。在腕掌侧横纹桡侧，桡动脉搏动处。

功效 宣肺止咳，通脉理气。

主治 手腕无力疼痛；咳嗽，气喘，咳血，烦满，胸背痛，缺盆中痛，无脉症，喉痹。感冒咳嗽，支气管炎，百日咳，肺结核，心绞痛，肋间神经痛，腕关节疼痛及周围软组织疾患。

(8) 鱼际（荥穴）

侧腕掌心相对，自然半握拳。在手拇指本节（第 1 掌指关节）后凹陷处，约当第 1 掌骨中点桡侧，赤白肉际处。

功效 清肺热，利咽喉。

主治 掌心热，咳嗽，咳血，失音，喉痹，咽干，肘挛；身热。支气管炎，肺炎，扁桃体炎，咽炎，鼻炎，心悸，小儿单纯性消化不良。

(9) 少商（井穴）

伸拇指。在拇指末节桡侧，距指甲角 0.1 寸（指寸）。

功效 清热解毒，开窍苏厥。

主治 咳嗽，喉痹，鼻衄，中暑呕吐，心下满，中风昏迷，癫狂，小儿惊风，热病。肺炎，扁桃体炎，腮腺炎，感冒，精神分裂症，中风昏迷等。

9.2 手阳明大肠经腧穴

本经腧穴，起于商阳，止于迎香，左右各 20 个穴位。本经腧穴主治头、面、目、鼻、齿、咽喉病，神志病，皮肤病，发热病。主要穴位介绍如下（图 42）。

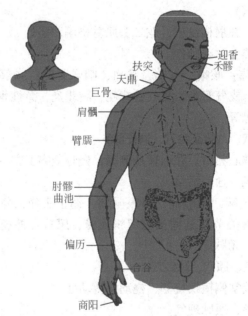

图 42 手阳明大肠经腧穴

(1) 商阳 (井穴)

伸食指。在食指末节桡侧，距指甲角0.1寸（指寸）。

功效　清热解毒，开窍醒神。

主治　食指麻木；咽喉肿痛，齿痛，耳聋，耳鸣，热病汗不出，晕厥，中风昏迷。腮腺炎，咽炎，急性扁桃体炎，口腔炎，急性胃肠炎。

(2) 合谷 (原穴)

侧腕对掌，自然半握拳。在手背第1、2掌骨间，第2掌骨桡侧的中点处。

功效　疏风解表，通络止痛。

主治　指挛，手指屈伸不利；头痛，眩晕，鼻衄，鼻渊，耳聋，齿痛，面肿，口眼喎斜，痄腮，失喑，咳嗽，臂痛，上肢不遂，胃腹痛，便秘，痢疾；发热恶寒，无汗多汗，目赤肿痛，疔疮，疥疮，瘾疹，小儿惊风，牙关紧闭，滞产，疟疾。面神经麻痹，面肌痉挛，三叉神经痛，电光性眼炎，近视眼，腮腺炎，扁桃体炎，舌炎，牙龈炎，牙痛，流行性感冒，高血压，皮肤瘙痒，荨麻疹等。

(3) 偏历 (络穴)

侧腕对掌，伸前臂。屈肘，在前臂背面桡侧，当阳溪与曲池连线上，腕横纹上3寸。

功效　清热利水，消肿止痛。

主治　肩臂肘腕疼痛；鼻衄，耳聋，耳鸣，口眼喎斜，喉痛；目赤，癫疾，水肿。扁桃体炎，癫痫，水肿，前臂神经痛等。

(4) 曲池 (合穴)

侧腕，屈肘。在肘横纹外侧端，屈肘，当尺泽与肱骨外上髁连线中点。

功效　疏散风热，调和营卫。

主治　手臂肿痛，上肢不遂，手肘无力，咽喉肿痛，齿痛，瘰疬，腹痛，吐泻，痢疾；疥疮，瘾疹，丹毒，热病，心中烦满，疟疾，高血压，月经不调，瘿疾，癫狂，善惊。肩肘关节疼痛，流行性感冒，高血压，神经衰弱，荨麻疹，小儿麻痹后遗症，胸膜炎，甲状腺肿大，扁桃体炎。

(5) 肘髎

正坐屈肘，自然垂上臂。在肘外侧，屈肘，曲池上方1寸，当肱骨边缘处。

功效　疏利关节。

主治　肘臂痛，拘挛，麻木。上肢瘫痪，臂神经痛，肱骨外上髁炎，肘关节及周围软组织疾患。

(6) 臂臑

正坐，自然垂上臂。在臂外侧，三角肌止点处，当曲池与肩髃连线上，曲池上7寸。

功效　疏风通经，清热明目。

主治　肩臂疼痛，颈项拘急，瘰疬，目疾。颈淋巴结核，肩关节周围炎。

(7) 肩髃

外展上臂平肩。肩臂活动困难者可自然垂臂。在肩部，三角肌上，臂外展向前平伸时，当肩峰前下方凹陷处。

功效　祛风湿，利关节。

主治　肩臂痛，手臂挛急，半身不遂，瘾疹，瘰疬。肩周炎，上肢瘫痪，臂神经痛。

(8) 巨骨

正坐。在肩上部，当锁骨肩峰端与肩胛冈之间凹陷处。

功效　通经，散瘀，止痛。

主治　肩背手臂疼痛，不得屈伸，瘰疬，瘿气。淋巴结核，肩关节周围炎。

(9) 天鼎

正坐微仰头，或仰卧位。在颈外侧部，胸锁乳突肌后缘，扶突与缺盆连线中点。

功效　清热利咽，理气化痰。

主治　咽喉肿痛，暴喑，瘿气，瘰疬。舌骨肌麻痹，吞咽困难，扁桃体炎。

(10) 扶突

正坐微仰头，或仰卧位。在颈外侧部，结喉旁，当胸锁乳突肌的前、后缘之间。

功效　宣肺化痰，清肺散结。

主治　咳喘，气喘，咽喉肿痛，暴喑，瘿气，瘰疬。吞咽困难，甲状腺肿大，声带小结，声音嘶哑。

(11) 禾髎

正坐或仰卧位。在上唇部、鼻孔外缘直下，平水沟穴。

功效　祛风开窍。

主治　鼻疮息肉，鼻衄，鼻塞，鼻流清涕，口㖞，口禁不开。鼻炎，嗅觉减退，面神经麻痹或痉挛等。

(12) 迎香

正坐或仰卧。在鼻翼外缘中点旁，当鼻唇沟中。

功效　疏散风热，宣通鼻窍。

主治　鼻塞，不闻香臭，鼻衄，鼻渊，鼻息肉，口眼㖞斜，面痒，面浮肿；嗅觉减退，面神经麻痹，面肌痉挛，胆道蛔虫。

9.3 足阳明胃经腧穴

本经腧穴，起于承泣，止于厉兑，左右各45个穴位。本经腧穴主治胃肠病、头面、目、鼻、口齿痛、神志病及经脉循行部位的其他病证。主要穴位介绍如下（图43）。

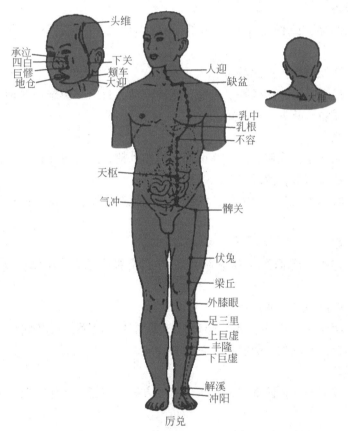

图 43 足阳明胃经腧穴

（1）承泣

正坐或仰靠，仰卧位。在面部，瞳孔直下，当眼球与眶下缘之间。

功效 清热明目，祛风止痉。

主治 眼睑眴动，目赤肿痛，迎风流泪，夜盲，口眼㖞斜。急、慢性结膜炎，近视，远视，散光，青光眼，斜视，角膜炎，泪囊炎，白内障，视神经炎，视神经萎缩，视网膜色素变性，面神经麻痹，面肌痉挛。

(2) 四白

正坐，或仰靠，或仰卧。在面部，瞳孔直下，当眶下孔凹陷处。

功效 清热明目。

主治 目赤痛痒，目翳，眼睑瞤动，迎风流泪，眩晕，头面疼痛，口眼㖞斜。结膜炎，角膜炎，近视，胞睑下垂，青光眼，面神经麻痹，三叉神经痛，鼻炎，胆道蛔虫。

(3) 巨髎

正坐或仰靠，或仰卧位。在面部，瞳孔直下，平鼻翼下缘处，当鼻唇沟外侧。

功效 祛风通络，清热散风。

主治 口眼㖞斜，唇颊肿，齿痛，眼睑瞤动，目翳，鼻衄。面神经麻痹，三叉神经痛，牙痛，鼻炎、角膜炎。

(4) 地仓

正坐，或仰靠，或仰卧位。在面部，口角外侧，上直对瞳孔。

功效 祛风通络，散风清热。

主治 唇缓不收，口角㖞斜，流涎，齿痛颊肿，眼睑瞤动。面神经麻痹，三叉神经痛。

(5) 大迎

正坐微仰头，或仰卧。在下颌角前方，咬肌附着部的前缘，当面动脉搏动处。

功效 熄风通络，清热消肿。

主治 面颊肿，齿痛，牙关脱臼，牙关紧闭，口㖞，唇吻瞤动。面神经麻痹，面肌痉挛，面颊肿，腮腺炎，三叉神经痛。

(6) 颊车

正坐，或仰卧。在面颊部，下颌角前上方约一横指，当咀嚼时咬肌隆起，按之凹陷处。

功效 熄风活络，消肿止痛。

主治 口眼㖞斜，颊肿，齿痛，牙关紧闭。三叉神经痛，颞颌关节炎，咬肌痉挛，腮腺炎，面神经麻痹。

(7) 下关

正坐或仰卧，在面部耳前，当颧弓与下颌切迹所形成的凹陷中。

功效 祛风开窍，清热通络。

主治 齿痛，牙关开合不利，面疼，口眼㖞斜，耳聋，耳鸣，聤耳，眩晕。下颌关节炎，咬肌痉挛，中耳炎，面神经麻痹，聋哑。

（8）头维

正坐或仰卧。在头侧部，当额角发际上0.5寸，头正中线旁4.5寸。

功效　散风热，清头目。

主治　头痛，眼痛，目眩，迎风流泪，眼睑眴动，视物不明。神经血管性头痛，面神经麻痹，眼轮匝肌痉挛，精神分裂症。

（9）人迎

仰靠或仰卧。在颈部，结喉旁，当胸锁乳突肌前缘，颈总动脉搏动处。

功效　宽胸理气，开郁化痰。

主治　咽喉肿痛，瘰疬，瘿气；胸满喘息，头痛，颈淋巴结核，甲状腺肿大，支气管哮喘，高血压，低血压。

（10）**缺盆**

正坐或仰卧。在锁骨上窝中央，距前正中线4寸。

功效　宣肺化痰，清热利咽。

主治　咳嗽气逆，缺盆中痛，咽喉肿痛，瘰疬。

（11）**乳中**

仰卧。在胸部，当第4肋间隙，乳头中央，距正中线4寸。

功效　宽胸理气，通乳。

主治　咳嗽，胸闷胸痛，乳痈，乳汁少，噎膈。乳腺炎，乳汁分泌不足，肋间神经痛，风湿性心脏病，冠心病，心绞痛。

（12）**乳根**

仰卧。在胸部，当乳头直下，乳房根部，第五肋间隙，距前正中线4寸。功效主治同乳中穴。

（13）**不容**

仰卧。在上腹部，当脐上6寸，距前正中线2寸。

功效　调中和胃，理气止痛。

主治　腹胀，胃痛，呕吐，食欲不振。胃炎，胃或十二指肠溃疡，胃下垂，胃扩张。

（14）**天枢（大肠募穴）**

仰卧。在腹中部，距脐中2寸。

功效　调肠腑，理气滞。

主治　绕脐腹痛，腹胀肠鸣，肠痈痢疾，泄泻，呕吐，癥瘕，痛经，月经不调，疝气，水肿；热甚狂言。急、慢性胃炎，急、慢性肠炎，阑尾炎，肠麻痹，细菌性痢疾，消化不良。

（15）**气冲**

仰卧。在腹股沟稍上方，当脐中下5寸，距前正中线2寸。

功效 疏肝理气，调理下焦。

主治 腹痛，疝气，外阴肿痛，阴茎中痛，阳痿，月经不调，不孕，胎产诸疾。

(16) 髀关

仰卧，伸下肢。在大腿前面，当髂前上棘与髌底外侧端的连线上，屈股时，平会阴，居缝匠肌外侧凹陷处。

功效 健腰膝，通经络。

主治 髀股痿痹，足麻不仁，腰腿疼痛，筋急不得屈伸。下肢瘫痪，腹股沟淋巴结炎，股外侧皮神经炎，膝关节及其周围软组织疾患。

(17) 伏兔

仰卧伸下肢，或正坐屈膝。在大腿前面，当髂前上棘与髌底外侧端的连线上，髌底上6寸。

功效 壮腰膝，通经络。

主治 腿膝寒冷，麻痹，脚气；腰胯疼痛，疝气，腹胀。下肢瘫痪，股外侧皮神经炎，膝关节炎及其周围软组织疾患等。

(18) 梁丘（郄穴）

仰卧伸下肢，或正坐屈膝。屈膝，在大腿前面，当髂前上棘与髌底外侧端的连线上，髌底上2寸。

功效 和胃止痛，通经利节。

主治 膝肿，下肢不遂；胃痛，乳痈，急性胃炎，胃痉挛，乳腺炎，膝关节及其周围软组织疾患。

(19) 犊鼻（外膝眼）

正坐屈膝约90°，在膝部，髌骨与髌韧带外侧凹陷中。

功效 通经，散寒，止痛。

主治 膝关节痛，脚气。下肢瘫痪，膝关节及其周围软组织疾患。

(20) 足三里（合穴、下合穴）

仰卧伸下肢，或正坐屈膝。在小腿前外侧，当犊鼻下3寸，距胫骨前缘一横指。

功效 补气血，调脾胃，通经活络。

主治 膝胫酸痛，下肢不遂，脚气，胃痛，呕吐，腹胀，肠鸣，消化不良，泄泻，便秘，痢疾，疳疾，水肿，喘咳痰多，乳痈，头晕，鼻疾，耳鸣，心悸气短，癫狂，妄笑，中风；产妇血晕，体虚赢瘦。急、慢性胃炎，胃或十二指肠溃疡，急、慢性胰腺炎，肝炎，消化不良，急、慢性肠炎，细菌性痢疾，阑尾炎，休克，神经性头痛，高血压，癫痫，神经衰弱，精神分裂症，动脉硬化，支气管哮喘，白细胞减少症，坐骨神经痛，下肢瘫痪，膝关节及周围软组织疾患。

（21）上巨虚（大肠下合穴）

仰卧伸下肢，或正坐屈膝。在小腿前外侧，当犊鼻下6寸，距胫骨前缘一横指（中指）。

功效　调和肠胃，舒筋活络。

主治　中风瘫痪，脚气；肠中切痛，痢疾，泄泻，便秘，腹胀，肠鸣，肠痈。急性细菌性痢疾，急性肠炎，单纯性阑尾炎。

（22）下巨虚（小肠下合穴）

仰卧伸下肢，或正坐屈膝。在小腿前外侧，当犊鼻下9寸，距胫骨前缘一横指（中指）。

功效　调肠腑，理气滞。

主治　下肢痿痹；小腹痛，腰脊痛引睾丸痛，乳痈，泄泻，大便脓血。细菌性痢疾，急、慢性肠炎，下肢瘫痪。

（23）丰隆（络穴）

仰卧伸下肢，或正坐屈膝。在小腿前外侧，当外踝尖上8寸，条口外，距胫骨前缘二横指（中指）。

功效　和胃化痰，止咳平喘，醒神定志。

主治　下肢酸痛，痿痹；痰多，哮喘，咳嗽，头痛，头晕，咽喉肿痛，大便难，癫狂，善笑，痫证。神经衰弱，精神分裂症，高血压，耳源性眩晕，支气管炎，支气管哮喘，腓肠肌痉挛。

（24）解溪（经穴）

仰卧伸下肢，或正坐平放足底。在足背与小腿交界处的横纹中央凹陷中，当拇长伸肌腱与趾长伸肌腱之间。

功效　清泻胃热，通腑和胃。

主治　下肢痿痹，头痛，眩晕，眉棱骨痛，腹胀，便秘。神经性头痛，消化不良，胃炎，肠炎，癫痫，面神经麻痹，足下垂，踝关节及其周围软组织疾患。

（25）冲阳（原穴）

仰卧或正坐平放足底。在足背最高处，当拇长伸肌腱与趾长伸肌腱之间，足背动脉搏动处。

功效　健脾，化痰，安神。

主治　足痿无力，脚背红肿，胃痛腹胀，不嗜食，口眼㖞斜，面肿齿痛；善惊，狂疾。齿龈炎，癫痫，脉管炎。

（26）厉兑（井穴）

仰卧或正坐平放足底。在足第2趾末节外侧，距趾甲角0.1寸（指寸）。

功效 活血开窍，清胃安神，调和气血。

主治 足痛，足胫寒冷；面肿，口喝，齿痛，鼻衄，鼻流黄涕，热病，恶梦，癫狂。精神分裂症，神经衰弱，消化不良，鼻炎，齿龈炎，扁桃体炎等。

9.4 足太阴脾经腧穴

本经腧穴，起于隐白，止于大包，左右各 21 个穴位。本经腧穴主治脾胃病，妇科，前阴病及经脉循行部位的其他病证。主要穴位介绍如下（图 44）。

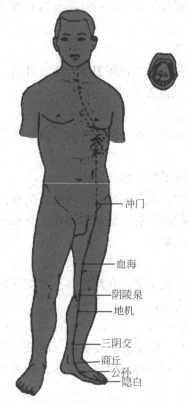

图 44 足太阴脾经腧穴

(1) 隐白（井穴）

仰卧或正坐平放足底。在足大趾末节内侧，距趾甲角 0.1 寸（指寸）。

功效 益气统血，宁神定志。

主治 足趾痛；月经过时不止，崩漏，吐血，衄血，尿血，便血，癫狂，多梦，梦魇，腹胀。上消化道出血，功能性子宫出血，急性肠炎，精神分裂症，神经衰弱，休克等。

（2）公孙（络穴、八脉交会穴，通冲脉）

仰卧或正坐平放足底。在足内侧缘，当第1跖骨基底的前下方。

功效 调脾胃，理胃肠。

主治 足痛，足肿；胃疼，呕吐，饮食不化，肠鸣腹胀，腹痛，痢疾，泄泻，多饮，水肿，烦心失眠。食欲不振，消化不良，神经性呕吐，急、慢性胃炎，急、慢性肠炎，腹水。

（3）商丘（经穴）

正坐平放足底或仰卧。在足内踝前下方凹陷中，当舟骨结节与内踝尖连线的中点处。

功效 健脾利湿，豁痰开窍。

主治 足踝痛；腹胀，肠鸣泄泻，食不化，便秘，嗜卧，癫狂，善笑，梦魇。神经性呕吐，消化不良，急、慢性胃炎，急、慢性肠炎，腓肠肌痉挛，踝关节及周围软组织疾患等。

（4）三阴交（交会穴）

正坐或仰卧。在小腿内侧，当足内踝尖上3寸，胫骨内侧缘后方。

功效 健脾益气，补肝肾，利水湿。

主治 足痿痹痛，脚气；脾胃虚弱，肠鸣腹胀，飧泄，饮食不化，月经不调，崩漏，赤白带下，经闭，癥瘕，产后血晕，恶露不行，水肿，小便不利，遗尿，失眠；阴挺，梦遗，遗精，阳痿，阴茎痛，难产，疝气，睾丸缩腹。神经性皮炎，湿疹，荨麻疹，高血压，急、慢性肠炎；细菌性痢疾，功能性子宫出血，遗尿，性功能减退，神经衰弱，小儿舞蹈病，下肢神经痛或瘫痪。

（5）地机（郄穴）

正坐或仰卧。在小腿内侧，当内踝尖与阴陵泉的连线上，阴陵泉下3寸。

功效 健脾理血，祛湿利水。

主治 腿膝麻木，疼痛；腹胀，腹痛，食欲不振，泄泻，痢疾，水肿，小便不利，月经不调，痛经；腰痛不可俯仰，遗精。胃痉挛，细菌性痢疾，功能性子宫出血，精液减少症等。

（6）阴陵泉（合穴）

正坐或仰卧。在小腿内侧，当胫骨内侧髁后下方凹陷处。

功效 健脾祛湿，通利三焦。

主治 膝痛；腹胀，暴泄，黄疸，水肿，小便不利或失禁，喘逆；妇人阴痛，阴茎痛，遗精。急、慢性肠炎，细菌性痢疾，腹膜炎，尿潴留，尿失禁，尿路感染，阴道炎，膝关节及周围软组织疾患。

(7) 血海

仰卧或正坐屈膝。在大腿内侧，髌底内侧端上 2 寸。

功效　凉血活血，清热利湿。

主治　股内侧痛；月经不调，经闭，崩漏，痛经；皮肤湿疹，瘾疹，瘙痒，丹毒。功能性子宫出血，睾丸炎，荨麻疹，湿疹，皮肤瘙痒，神经性皮炎，贫血，下肢内侧及膝关节疼痛。

(8) 冲门

仰卧在腹股沟外侧，距耻骨联合上缘中点 3.5 寸，当髂外动脉搏动处的外侧。

功效　健脾益气，调冲任。

主治　腹痛，疝气，带下，崩漏。尿潴留，睾丸炎，精索神经痛，子宫内膜炎，子痈等。

9.5　手少阴心经腧穴

本经腧穴，起于极泉，止于少冲，左右各 9 个穴位。本经腧穴主治心、胸、神志病以及经脉循行部位的其他病证。主要穴位介绍如下（图45）。

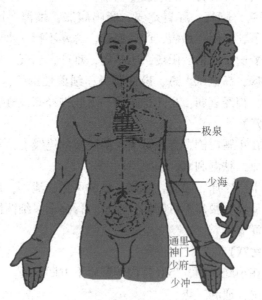

极泉

少海

通里
神门
少府
少冲

图 45　手少阴心经腧穴

（1）极泉

正坐或仰卧位，上臂外展在腋窝顶点，腋动脉搏动处。

功效 理血舒经，宁心安神。

主治 胁肋疼痛，肘臂冷痛，上肢不举；胸闷气短，心痛，心悸；心悲不乐，目黄，瘰疬。肋间神经痛，颈淋巴结核。

（2）少海（合穴）

正坐，屈肘，在肘横纹内侧端与肱骨内上髁连线的中点处。

功效 宁心安神，通络开窍。

主治 肘臂挛痛，麻木，心痛，暴喑，腋胁痛，瘰疬。癔症，精神分裂症，急性舌骨肌麻痹或萎缩，尺神经麻痹，肋间神经痛。

（3）通里（络穴）

正坐，仰掌，在前臂掌侧，当尺侧腕屈肌腱的桡侧缘，腕横纹上1寸。

功效 宁心安神，祛风和血。

主治 腕痛指挛；肩臑肘臂内后侧痛，心悸怔忡，暴喑，舌强不语，经血过多，崩漏。扁桃体炎，心绞痛，心动过缓，神经衰弱，癔症性失语，精神分裂症，子宫内膜炎等。

（4）神门（输穴、原穴）

正坐，仰掌，在腕部，腕掌侧横纹尺侧端，尺侧腕屈肌腱的桡侧凹陷处。

功效 宁心安神，理气活血。

主治 心痛，心烦，健忘，失眠，怔忡，痴呆悲哭，癫狂，痫证，失声。无脉症，神经衰弱，心绞痛，癔症，舌骨肌麻痹，产后失血，淋巴腺炎，扁桃体炎。

（5）少府（荥穴）

正坐，在手掌面第4、5掌骨之间，握拳时，小指尖处。

功效 清心除烦，安神定志。

主治 掌中热，手小指拘挛；心悸，胸痛，阴痒，阴挺，阴痛；善笑，悲恐善惊。阴道及阴部瘙痒，风湿性心脏病，心绞痛，心律不齐，癔症，肋间神经痛，臂神经痛等。

（6）少冲（井穴）

正坐，在手小指末节桡侧，距指甲角0.1寸。

功效 行气活血，清热醒神。

主治 臑臂内后廉痛，胸胁痛，心痛心悸，癫狂，热病，中风昏迷；脑出血，休克，小儿惊厥，癔症，胸膜炎，肋间神经痛，喉炎。

9.6 手太阳小肠经腧穴

本经腧穴，起于少泽，止于听宫，左右各 19 个穴位。本经腧穴主治头、项、耳、目、咽喉病，热病，神志病以及经脉循行部位的其他病证。主要穴位介绍如下（图46）。

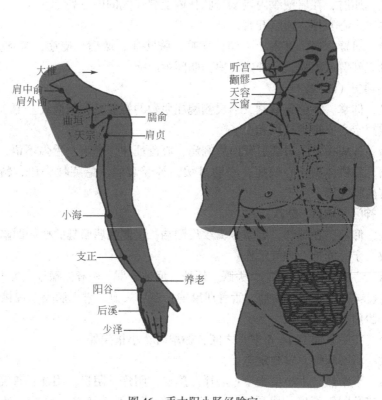

图46 手太阳小肠经腧穴

（1）少泽（井穴）

俯掌。在手小指末节尺侧，距甲根角 0.1 寸。

功效 开窍，泻热，利咽，通乳。

主治 肩臂外后侧疼痛，头痛，项强，咽喉肿痛，热病昏迷，耳聋，耳鸣；乳痈、乳汁少。乳腺炎，乳汁分泌不足，神经性头痛，精神分裂症，中风昏迷。

（2）后溪（输穴、八脉交会穴，通督脉）

自然半握拳。在手掌尺侧，微握拳，当小指本节（第五掌指关节）后的远侧掌横纹头赤白肉际。

功效　散风通经，通督脉。

主治　手指及肘臂挛急，头项强痛，腰背通，耳聋，目赤，咽喉肿痛；热病，疟疾，癫狂，痫证，盗汗。角膜炎，角膜白斑，扁桃体炎，落枕，急性腰扭伤，精神分裂症，癔病。

（3）阳谷（经穴）

俯掌。在手腕尺侧，当尺骨茎突与三角骨之间的凹陷处。

功效　清热解毒，疏风舒筋。

主治　手腕痛；臂外侧痛，颈颌肿；齿痛，头眩，目赤肿痛，耳鸣，耳聋；癫狂妄言，热病。尺神经痛，腮腺炎，齿龈炎，精神病，癫痫。

（4）养老（郄穴）

侧腕对掌。在前臂背面尺侧，当尺骨小头近端桡侧凹陷中。

功效　明目舒筋。

主治　肩背肘臂痛；急性腰痛，头痛面痛；目视不明。急性腰扭伤，落枕，眼球充血，视力减退，半身不遂。

（5）支正（络穴）

侧腕对掌或掌心对胸。在前臂背面尺侧，当阳谷与小海的连线上，腕背横纹上5寸。

功效　疏风解表，安神定惊。

主治　肘挛，手指痛；头痛，项强，目眩；消渴，癫狂。疥疮，麦粒肿，神经衰弱，神经性头痛，精神病。

（6）小海（合穴）

微屈肘。在肘外侧，当尺骨鹰嘴与肱骨内上髁之间凹陷处。

功效　清热疏风，舒筋活络。

主治　肘臂疼痛，颈项肩臂外后侧痛，颊肿，头痛，目眩，耳鸣，耳聋，癫狂，痫证。尺神经疼痛，麻痹，齿龈炎，癫痫，精神分裂症，舞蹈病。

（7）肩贞

正坐，自然垂臂。在肩关节后下方，臂内收时，腋后纹头上1寸（指寸）。

功效　祛风止痛。

主治　肩胛痛，手臂麻痛，不能举；耳鸣，耳聋，头痛，缺盆中痛，瘰疬。上肢瘫痪，肩关节周围炎。

（8）臑俞

正坐，自然垂臂。在肩部，当腋后纹头直上，肩胛冈下缘凹陷中。

功效　散风，舒筋，止痛。

主治　肩臂酸痛无力，颈项瘰疬。肩周炎。

（9）天宗

正坐，自然垂臂，在肩胛部，当冈下窝中央凹陷处，与第四胸椎相平。

功效 祛风活络。

主治 肩胛疼痛，咳嗽，气喘；肘臂外后侧痛，乳痛。

（10）曲垣

正坐，自然垂臂。在肩胛部，冈上窝内侧端，当臑俞与第2胸椎棘突连线的中点处。

功效 祛风散寒，舒筋活络。

主治 肩胛拘挛疼痛，肩背痛。冈上肌腱炎，肩周炎。

（11）肩外俞

正坐位，或伏俯位。在背部，当第1胸椎棘突下，旁开3寸。

功效 祛风舒筋。

主治 肩背酸痛，颈项强直；上肢冷痛。肩胛区神经痛。

（12）肩中俞

正坐，或伏俯位，或俯卧位。在背部，当第七颈椎棘突下，旁开2寸。

功效 止咳平喘，舒筋散风。

主治 肩背疼痛，咳嗽，气喘，目视不明。

（13）天窗

正坐。在颈外侧部，胸锁乳突肌的后缘，扶突后，与喉结平。

功效 清热散风，舒筋活络。

主治 颈项强直，咽喉肿痛，颈瘿；暴喑，耳鸣，耳聋。甲状腺肿，口颊炎，齿龈炎，肋间神经痛等。

（14）天容

正坐。在颈外侧部，当下颌角的后方，胸锁乳突肌的前缘凹陷中。

功效 清热解毒，利咽聪耳。

主治 咽喉肿痛，颊肿；耳鸣，耳聋，颈项肿痛；瘿气，瘰疬；扁桃体炎，颈项部扭伤。

（15）颧髎

正坐，或仰卧位。在面部，当目外眦直下，颧骨下缘凹陷处。

功效 熄风清热，通经活络。

主治 口眼㖞斜，颊肿；眼睑𥆧动，齿痛，唇肿。面神经麻痹，面肌痉挛。

（16）听宫

正坐或仰卧。在面部，耳屏前，下颌骨髁状突的后方，张口时呈凹陷处。

功效 清热，聪耳，安神。

主治 耳鸣，耳聋（翳风、外关），聤耳；齿痛，失声；癫疾，痫证。聋哑，中耳炎，下颌关节功能紊乱，声音嘶哑。

9.7 足太阳膀胱经腧穴

本经腧穴，起于睛明，止于至阴，左右各 67 个穴位。本经腧穴主治头、项、目、背、腰、下肢部病证以及神志病，背部第一侧线的背俞穴及与第二侧线相平的腧穴，主治与其相关的脏腑病证和组织器官病证。具体穴位介绍如下（图 47）。

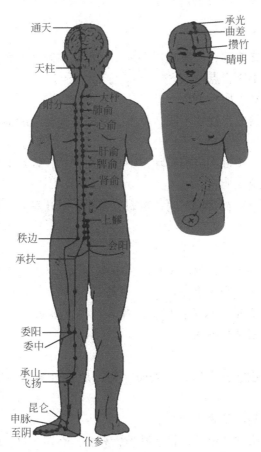

图 47 足太阳膀胱经腧穴

(1) 睛明

正坐或仰卧。在面部，目内眦角稍上方凹陷处。

功效 祛风、清热、明目。

主治 目赤肿痛，目眩，迎风流泪，胬肉攀睛，目眦痒痛，目翳，视物不明，近视，夜盲，色盲；鼻塞，头痛；腰痛，散光，视神经炎，视神经萎缩，视网膜炎，视网膜出血，翼状胬肉，早期白内障。

（2）攒竹

正坐，或仰卧。在面部，当眉头陷中，眶上切迹处。

功效 清热明目。

主治 目视不明，目赤肿痛，迎风流泪，近视，眼睑瞤动，目眩；头痛，面瘫；夜盲，视力减退，急性结膜炎，视网膜出血，视神经萎缩，角膜白斑，面肌痉挛。

（3）曲差

正坐或仰卧。在头部，当发际正中直上 0.5 寸，旁开 1.5 寸，即神庭与头维连线的内 1/3 与中 1/3 交点上。

功效 疏散风热，明目。

主治 头痛，目眩；视物不明，鼻塞，鼻衄；面神经麻痹，三叉神经痛等。

（4）承光

正坐或仰卧。在头部，当前发际正中直上 2.5 寸，旁开 1.5 寸。

功效 疏散风热，明目。

主治 头痛，目眩；目视不明，鼻塞，多涕，呕吐烦心，热病无汗。角膜白斑，鼻炎，感冒。

（5）通天

正坐或仰卧。在头部，当前发际正直中 4 寸，旁开 1.5 寸。

功效 疏风散寒，利鼻止痛。

主治 头痛，头重，眩晕；口㖞，鼻多清涕，鼻衄，鼻炎；瘿气。口肌痉挛，慢性气管炎，三叉神经痛。

（6）天柱

正坐或俯卧。正坐，在颈部，大筋（斜方肌）外缘之后发际凹陷中，约当后发际旁开 1.3 寸。

功效 疏散风热，解表止痛。

主治 项强，头痛，眩晕，目赤肿痛，鼻塞，不知香臭，咽肿，肩背痛，足不任身。咽喉炎，癔病，神经衰弱。

（7）大杼（骨会）

正坐或俯卧，在背部，当第 1 胸椎棘突下，旁开 1.5 寸。

功效 疏散风热，坚筋益骨。

主治 咳嗽，肩胛酸痛，颈项强急，喉痹，鼻塞，头痛，目眩；中风，癫痛。颈椎病。

(8) 附分

俯卧，在背部，当第2胸椎棘突下，旁开3寸。

功效 祛风散寒，舒筋活络。

主治 肩背拘急，颈项强痛；肘臂麻木不仁。颈部肌肉痉挛，肺炎，肋间神经痛。

(9) 肺俞

正坐或俯卧，在背部，当第3胸椎棘突下，旁开1.5寸。

功效 宣肺平喘，滋阴润肺。

主治 咳喘，胸满；腰脊痛，喉痹，骨蒸潮热，盗汗吐血，黄疸，狂走，癫疾。皮肤瘙痒，荨麻疹，肺结核，肺炎。

(10) 心俞（背俞穴）

正坐或俯卧位，在背部，当第5胸椎棘突下，旁开1.5寸。

功效 养心安神，调和气血。

主治 胸引背痛，心烦，心痛，咳嗽，吐血；健忘，失眠，梦遗；癫狂，痫症。冠心病，心绞痛，风心病，神经衰弱，肋间神经痛，精神分裂症，癔病。

(11) 肝俞（背俞穴）

正坐或俯卧位，当第9胸椎棘突下，旁开1.5寸。

功效 疏肝利胆，养血明目。

主治 脊背痛，胁痛，目赤，目视不明，夜盲，眩晕，黄疸，吐血，衄血，癫狂，痫证。急慢性肝炎，胆囊炎，视网膜出血，胃炎，胃痉挛，肋间神经痛，神经衰弱，精神病，月经不调。

(12) 脾俞（背俞穴）

俯卧，在背部，当第11胸椎棘突下，旁开1.5寸。

功效 健脾益气，和胃化湿。

主治 背痛，胁痛；腹胀，呕吐，泄泻，痢疾，完谷不化；黄疸，水肿。胃溃疡，胃炎，胃下垂，神经性呕吐，肝炎，贫血，慢性出血性疾病，糖尿病。

(13) 肾俞（背俞穴）

俯卧，在腰部，当第2腰椎棘突下，旁开1.5寸。

功效 补肾气，强腰脊。

主治 腰膝酸痛，目昏，耳鸣，耳聋，遗精，阳痿，遗尿，小便频数，月经不调，白带，小便不利，水肿，洞泄不化；咳喘少气，癫疾。肾炎，尿路感染，半身不遂。

(14) 秩边

俯卧，在臀部，平第4骶后孔，骶正中嵴旁开3寸。

功效　强健腰膝，理肠止痛。

主治　腰骶痛，便秘，小便不利，阴痛；下肢痿痹，痔疾。膀胱炎，睾丸炎，坐骨神经痛。

(15) 上髎

俯卧，在骶部，当髂后上棘与后正中线之间，适对第1骶后孔处。

功效　补肾气，健腰脊。

主治　腰疼，月经不调，阴挺，带下，遗精，阳痿；大小便不利。骶髂关节炎，坐骨神经痛，下肢瘫痪，小儿麻痹后遗症。

(16) 会阳

俯卧，在骶部，尾骨旁开0.5寸。

功效　补肾气，理肛疾。

主治　痔疾，便血；腿痛，带下，阳痿，痢疾，泄泻。阴部神经性皮炎，淋病，坐骨神经痛。

(17) 承扶

俯卧，在大腿后面，臀下横纹的中点。

功效　健腰膝，调肛肠。

主治　腰、骶、臀、股部疼痛，背痛，痔疾，下肢瘫痪。坐骨神经痛，小儿麻痹后遗症，尿潴留。

(18) 委阳 (三焦、下合穴)

俯卧，在腘横纹外侧端，当股二头肌腱的内侧。

功效　通利三焦，利化水道，舒筋通络。

主治　腿足拘挛疼痛，痿厥不仁；腰脊强痛；小腹胀满；小便不利。腰背肌痉挛，腓肠肌痉挛，肾炎，膀胱炎。

(19) 委中 (合穴、下合穴)

俯卧，在腘横纹中点，当股二头肌腱与半腱肌肌腱的中间。

功效　清热凉血，舒筋活络。

主治　腘筋挛急，下肢痿痹；腰痛，髋关节屈伸不利；中风昏迷，半身不遂，腹痛，吐泻，疟疾，癫疾反折，衄血不止，遗尿，小便难，自汗，盗汗，丹毒，疔疮。坐骨神经痛，中风后遗症，肠炎，痔疮，湿疹。

(20) 承山

在小腿后面正中，委中与昆仑之间，当伸直小腿或足跟上提时，腓肠肌肌腹下出现尖角凹陷处。

功效　祛风湿，舒筋络，理肛疾。

主治　腿痛转筋，腰背痛，腹痛，疝气，便秘，脚气，鼻衄；痔疾，癫疾。

腓肠肌痉挛，坐骨神经痛，下肢瘫痪。

(21) 飞扬（络穴）

俯卧，在小腿后面，当外踝后，昆仑穴直上7寸，承山外下方1寸处。

功效　散热解表，舒筋活络。

主治　腿软无力，腰背疼痛，痔瘰痛，头痛，目眩，鼻塞，鼻衄；癫狂。腓肠肌痉挛，风湿性关节炎，肾炎，膀胱炎。

(22) 昆仑（经穴）

在足部外踝后方，当外踝尖与跟腱之间的凹陷处。

功效　祛风清热，通经活络。

主治　脚跟肿痛，腰骶疼痛，肩背拘急，头痛，项强，目眩，鼻衄，疟疾；惊痫，难产。坐骨神经痛，下肢瘫痪，高血压，内耳性眩晕。

(23) 仆参

在足外侧部，外踝后下方，昆仑穴直下，跟骨外侧，赤白肉际处。

功效　舒筋壮骨。

主治　足跟痛，下肢痿弱，霍乱转筋，脚气膝肿；癫痫，晕厥。踝关节炎，下肢瘫痪。

(24) 申脉（八脉交会穴，通阳蹻）

在足外侧部，外踝直下方凹陷中。

功效　宁神定志，通络止痛。

主治　足胫寒，不能久坐，腰痛，目赤痛，项强，头痛，眩晕，失眠；痫证，癫狂。坐骨神经痛，内耳性眩晕，精神分裂症。

(25) 至阴（井穴）

在足小趾末节外侧，距趾甲根角0.1寸（指寸）。

功效　清头目，调胎气。

主治　足下热，头痛，鼻塞，鼻衄，目痛，胞衣不下，胎位不正，难产。神经性头痛，偏瘫。

9.8　足少阴肾经腧穴

本经腧穴，起于涌泉，止于俞府，左右各27个穴位。本经腧穴主治妇科病，前阴病，肾、肺、咽喉病及经脉循行部位的其他病证。主要穴位介绍如下(图48)。

(1) 涌泉

正坐或仰卧，跷足。在足底部，卷足时足前部凹陷处，约当足底二、三二趾趾缝纹头端与足跟连线的前1/3与后2/3交点上。

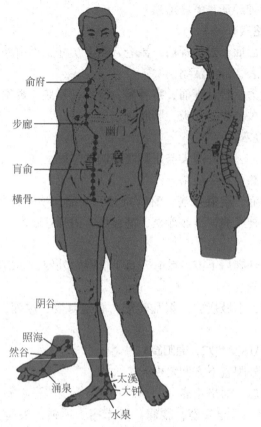

图48 足少阴肾经腧穴

功效 开窍，宁神，泻热。

主治 足心热，下肢瘫痪，霍乱转筋，头顶痛，头晕，眼花，失眠，咽喉痛，舌干，失声；小儿惊风，癫痫，晕厥。神经衰弱，三叉神经痛，扁桃体炎，高血压，精神分裂症，癔病，中暑，休克等。

（2）然谷（荥穴）

正坐或仰卧。在足内侧缘，足舟骨粗隆下方，赤白肉际。

功效 益肾调经，清热利湿。

主治 足跗痛，下肢痿痹；月经不调，阴挺，阴痒，白浊，遗精，阳痿，小便不利，泄泻，胸胁胀痛，咳血，小儿脐风，口噤不开，消渴，黄疸。咽喉炎，肾炎，膀胱炎，睾丸炎，不孕症，糖尿病。

（3）太溪（输穴、原穴）

坐位平放足底，或仰卧。在足内侧，内踝后方，当内踝尖与跟腱之间的凹陷处。

功效 滋阴补肾，调理冲任。

主治 内踝肿痛，足跟痛；下肢厥冷，腰脊痛，头痛目眩，咽喉痛，齿痛，耳鸣，耳聋，咳嗽，气喘，月经不调，失眠，健忘，遗精，阳痿，小便频数；咯血，消渴。支气管炎，肾炎，膀胱炎，慢性喉炎，神经衰弱，贫血，下肢瘫痪。

（4）大钟（络穴）

正坐位平放足底，或仰卧。在足内侧，内踝后下方，太溪穴下 0.5 寸，当跟腱附着部的内侧前方凹陷处。

功效 补肾气，强筋骨。

主治 足跟痛，腰脊强痛，咳血，气喘，二便不利，月经不调，痴呆，嗜卧。尿潴留，哮喘，咽痛，神经衰弱。

（5）水泉（郄穴）

正坐平放足底，或仰卧。在足内侧，内踝后下方，当太溪直下 1 寸（指寸），跟骨结节的内侧凹陷处。

功效 活血化瘀，疏利下焦。

主治 足跟痛，月经不调，痛经，阴挺，小便不利，目昏花，腹痛。闭经，子宫脱垂，附件炎，膀胱炎，前列腺炎等。

（6）照海（八脉交会穴，**通阴跷**）

正坐平放足底。在足内侧，内踝尖下方凹陷处。

功效 滋阴补肾，利咽安神。

主治 脚气红肿，月经不调，痛经，赤白带下，阴挺，阴痒，疝气，小便频数，咽喉干燥，目赤肿痛，失眠，嗜卧，痫证，惊恐不宁。慢性咽喉炎，扁桃体炎，子宫脱垂，便秘，神经衰弱，癔病，癫痫。

（7）阴谷（合穴）

正坐微屈膝。在腘窝内侧，屈膝时，当半腱肌与半膜肌之间。

功效 补肾培元。

主治 膝股内侧痛，阳痿，疝痛，月经不调，崩漏，小便难，阴中痛；癫狂。泌尿感染，阴道炎，阴部瘙痒。

（8）横骨

仰卧。在下腹部，当脐中下 5 寸，前正中线旁开 0.5 寸。

功效 益肾气，利膀胱。

主治 少腹痛，阴部痛，遗精，阳痿，遗尿，小便不通，疝气。尿道炎，盆腔炎，附件炎，尿潴留。

（9）肓俞

仰卧。在中腹部，当脐中旁开 0.5 寸。

功效 调理肠胃。

主治 腹痛绕脐，腹胀；腰脊痛，呕吐，泄泻，痢疾，便秘；月经不调，疝气，胃痉挛，肠炎，肠麻痹，膀胱炎等。

(10) 幽门

仰卧。在上腹部，当脐中上6寸，前正中线旁开0.5寸。

功效 调理肠胃。

主治 腹痛，呕吐，善哕，消化不良；泄泻，痢疾。胃痉挛，慢性胃炎，胃溃疡，肋间神经痛。

(11) 步廊

仰卧。在胸部，当第5肋间隙，前正中线旁开2寸。

功效 止咳平喘，理气降逆。

主治 胸痛，咳嗽，气喘，呕吐，不嗜食，乳痈。胸膜炎，肋间神经痛，支气管炎，腹直肌痉挛等。

(12) 俞府

仰卧。在胸部，当锁骨下缘，前正中线旁开2寸。

功效 宽胸利肺，止咳平喘。

主治 咳嗽，气喘，胸痛，呕吐，不嗜食。气管炎，胸膜炎，肋间神经痛等。

9.9 手厥阴心包经腧穴

本经腧穴，起于天池，止于中冲，左右各9个穴位。本经腧穴主治心、胸、胃、神志病以及经脉循行部位的其他病证。主要穴位介绍如下（图49）。

(1) 天池

正坐或仰卧位。在胸部，当第4肋间隙，乳头外1寸，前正中线旁开5寸。

功效 宽胸理气，止咳平喘。

主治 胸闷，胸痛，乳痈；气喘，瘰疬，腋下肿痛；咳嗽，头痛，疟疾。心绞痛，腋窝淋巴腺炎，肋间神经痛，乳腺炎，乳汁分泌不足。

(2) 天泉

正坐或仰卧。在臂内侧，当腋前纹头下2寸，肱二头肌的长、短头之间。

功效 宽胸理气，通经止痛。

主治 上臂内侧痛，心悸，胸胁胀满，咳嗽，呃逆。心动过速，支气管炎，肋间神经痛，膈肌痉挛。

(3) 曲泽（合穴）

正坐或仰卧。在肘横纹中，当肱二头肌腱的尺侧缘。

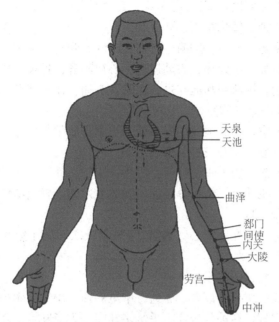

图 49　手厥阴心包经腧穴

功效　宁心安神，清热降逆，通络止痛。

主治　肘臂痛，心悸，咳嗽，胃痛；呕吐，泄泻，热病。风湿性心脏病，小儿舞蹈病，胃肠炎，支气管炎，中暑。

(4) 郄门（郄穴）

正坐或仰卧，仰掌。在前臂掌侧，当曲泽与大陵的连线上，腕横纹上 5 寸。掌长肌腱与桡侧腕屈肌腱之间。

功效　清热凉血，宁心止痛。

主治　肘臂痛，腋肿；心悸，胃痛，咯血，呕吐，热病，癫狂。心肌炎，风湿性心脏病，心绞痛，胸膜炎，精神病，膈肌痉挛。

(5) 间使（经穴）

正坐或仰卧仰掌。在前臂掌侧，当曲泽与大陵的连线上，腕横纹上 3 寸，掌长肌腱与桡侧腕屈肌腱之间。

功效　宁心安神，和胃祛痰，通经活络。

主治　肘臂痛，心悸，胃痛，呕吐，疟疾，月经不调，癫痫。心肌炎，风湿性心脏病，荨麻疹，癔症，精神分裂症，胃炎，子宫内膜炎。

(6) 内关（络穴、八脉交会穴，通阴维）

正坐或仰卧，仰掌。在前臂掌侧，当曲泽与大陵的连线上，腕横纹上 2 寸，

53

掌长肌腱与桡侧腕屈肌腱之间。

功效　宁心安神，镇惊止痛，理气和胃。

主治　肘臂挛痛；心悸，胸痛，胃痛；呕吐，呃逆，失眠，头痛，热病。风湿性心脏病，心肌炎，心绞痛，心动过速，心律不齐，胃炎，膈肌痉挛，急性胆囊炎，癔病，癫痫，甲状腺功能亢进，血管性头痛，血栓闭塞性脉管炎，疟疾。

（7）大陵（输穴、原穴）

正坐或仰卧仰掌。在腕横纹的中点处，当掌长肌腱与桡侧腕屈肌腱之间。

功效　理气活血，宁心安神，清热散邪。

主治　手腕臂痛，腕下垂，喉痹，心悸，胸闷，癫狂，痛证，皮肤湿疹。心动过速，胃炎，扁桃体炎，精神分裂症，腕关节及周围软组织疾患。

（8）劳宫（荥穴）

正坐或仰卧仰掌。在手掌心，当第2、3掌骨之间偏于第3掌骨，握拳屈指时中指尖处。

功效　清心开窍，泻热止痉。

主治　鹅掌风，口疮，口臭，鼻衄，中风昏迷，癫狂，中暑。心绞痛，口腔炎，小儿惊厥，癔病，精神分裂症，手掌多汗症，手指麻木，高血压。

（9）中冲（井穴）

正坐或仰卧。在手中指末节尖端中央。

功效　开窍醒神，清心泻热。

主治　掌中热，心烦，舌强肿痛，中风昏迷，中暑，热病，小儿惊风。

9.10　手少阳三焦经腧穴

本经腧穴，起于关冲，止于丝竹空，左右各23个穴位。本经腧穴主治侧头、耳、目、胸胁、咽喉病，热病以及经脉循行部位的其他病证。主要穴位介绍如下（图50）。

（1）关冲（井穴）

正坐或仰卧俯掌。在手环指末节尺侧，距指甲根角0.1寸（指寸）。

功效　开窍泻热，消肿利舌。

主治　头痛，目赤，咽喉肿痛，热病，中暑。喉炎，眼结膜炎，扁桃体炎，流行性腮腺炎。

（2）中渚（输穴）

俯掌，掌心向下。在手背部，当环指本节（掌指关节）的后方，第四、五掌骨间凹陷处。

功效　清热利窍，通络止痛。

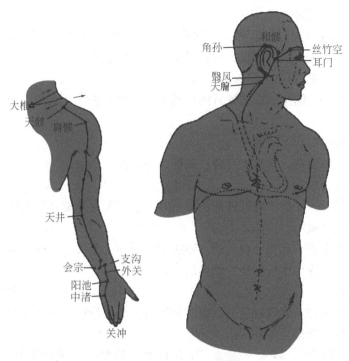

图 50　手少阳三焦经腧穴

主治　手指不能屈伸，肩背肘臂酸痛；头痛，目赤，耳鸣，耳聋；热病，消渴，疟疾。肘腕关节炎，神经性耳聋，肋间神经痛。

(3) 阳池（原穴）

正坐或仰卧，俯掌。在腕背横纹中，当指伸肌腱的尺侧缘凹陷处。

功效　清热散风，舒筋活络。

主治　手腕痛，肘臂痛，目痛，咽喉肿痛；疟疾，消渴。腕关节炎，风湿热，糖尿病。

(4) 外关（络穴、八脉交会穴，通阳维）

正坐或仰卧，俯掌。在前臂背侧，当阳池与肘尖的连线上，腕背横纹上 2 寸，尺骨与桡骨之间。

功效　清热消肿，通经止痛。

主治　手指疼痛，肘臂屈伸不利，肩痛，头痛，目赤肿痛，耳鸣，耳聋；热病，疟腮，胸胁痛，高血压。偏头痛，偏瘫，小儿麻痹后遗症。

(5) 支沟（经穴）

正坐或仰卧，俯掌。在前臂背侧，当阳池与肘尖的连线上，腕背横纹上 3 寸，尺骨与桡骨之间。

功效 疏利三焦，聪耳利胁。

主治 手指震颤，肘臂痛；胁肋痛，耳鸣，耳聋，落枕，热病，呕吐，便秘，肋间神经痛，习惯性便秘，舌骨肌麻痹，产后血晕。

（6）会宗（郄穴）

正坐或仰卧，俯掌。在前臂背侧，当腕骨横纹上3寸，支沟尺侧，尺骨的桡侧缘。

功效 清热聪耳，疏通经气。

主治 上肢痹痛，耳鸣，耳聋；痛证。胆囊炎。

（7）天井（合穴）

正坐或仰卧，屈肘。在臂外侧，屈肘时，当肘尖直上1寸凹陷处。

功效 熄风通络，清热止痛。

主治 肘臂痛；耳聋，偏头痛，胁肋痛，瘰疬，瘿气，癫痫。肘关节及周围软组织疾患，荨麻疹，忧郁症，颈淋巴结核。

（8）肩髎

正坐或俯卧位。在肩髃后方，当臂外展时，于肩峰后下方呈现凹陷处。

功效 祛风除湿，舒筋活络。

主治 肩臂痛，肩重不能举；中风瘫痪，风疹。肩关节周围炎，肋间神经痛。

（9）天髎

正坐或俯卧。在肩胛部，肩井与曲垣的中间，当肩胛骨上角处。

功效 祛风湿，通经络。

主治 肩臂痛，颈项强痛；胸中烦满，热病。冈上肌腱炎。

（10）天牖

正坐，侧伏或侧卧。在颈侧部，当乳突的后方直下，平下颌角，胸锁乳突肌的后缘。

功效 清热利窍，祛风通络。

主治 项强，头痛，头晕，面肿，目痛，瘰疬，暴聋。颈肌痉挛。

（11）翳风

正坐，侧伏或侧卧。在耳垂后方，当乳突与下颌角之间的凹陷处。

功效 熄风清热，通络开窍。

主治 耳鸣，耳聋，聤耳，口眼㖞斜，牙关紧闭，齿痛；瘰疬，颊肿。聋哑，腮腺炎，下颌关节炎，面神经麻痹，中耳炎。

（12）角孙

正坐，侧伏或侧卧。在头部，折耳郭向前，当耳尖直上入发际处。

功效 清热解毒，散风通窍。

主治 耳部肿痛，目赤肿痛，齿痛，偏头痛，项强。腮腺炎，角膜白斑，视神经炎。

(13) 耳门

正坐，侧伏或侧卧。在面部，当耳屏上切迹的前方，下颌骨髁突后缘凹陷处。

功效 清热聪耳，通络止痛。

主治 耳鸣，耳聋，聤耳；齿痛，颈颔痛，聋哑。中耳炎，下颌关节炎，口周肌肉痉挛。

(14) 和髎

正坐。侧伏或侧卧，正卧位。在头侧部，当鬓发后缘，平耳郭根之前方，颞浅动脉的后缘。

功效 熄风通络，清热消肿。

主治 耳鸣，牙关拘急，颌肿，鼻准肿痛；头重痛。外耳道炎，面神经麻痹，面肌痉挛。

(15) 丝竹空

正坐或仰卧，在面部，当眉梢凹陷处。

功效 清肝明目，祛风通络。

主治 目眩，目赤肿痛，眼睑瞤动，头痛，齿痛，癫痫。眼结膜炎，电光性眼炎，视神经萎缩，面神经麻痹，偏头痛。

9.11 足少阳胆经腧穴

本经腧穴，起于瞳子髎，止于足窍阴。左右各44个穴位。本经腧穴主治侧头、目、耳、咽喉病，神志病，热病及经脉循行部位的其他病证。主要穴位介绍如下（图51）。

(1) 完骨

正坐侧伏或侧卧。在头部，当耳后乳突的后下方凹陷处。

功效 熄风清热。通络止痛。

主治 头痛，颈项强痛，颊肿，喉痹，齿痛，口眼㖞斜，癫疾，疟疾，不寐。面神经麻痹，腮腺炎，中耳炎，扁桃体炎，失眠。

(2) 阳白

正坐或仰卧。在前额部，当瞳孔直上，眉上1寸。

功效 祛风泻火，清肝明目。

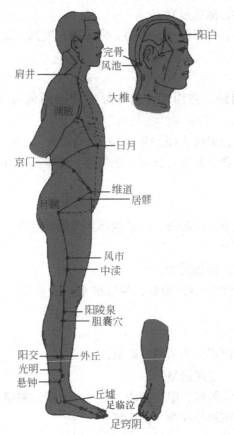

图 51 足少阳胆经腧穴

主治 头痛，目赤肿痛，目眩，眼睑眴动；口眼㖞斜，颈项强急，呕吐。眶上神经痛，眼睑下垂，近视，夜盲症，面神经麻痹。

（3）风池

正坐俯伏或俯卧。在项部，当枕骨之下，与风府相平，胸锁乳突肌与斜方肌上端之间的凹陷处。

功效 祛风解表，清头目，利官窍。

主治 头痛，眩晕，颈项强痛；目赤肿痛，鼻渊，耳鸣；中风，口眼㖞斜，感冒。高血压，脑动脉硬化，电光性眼炎，视神经萎缩，颈肌痉挛，肩关节周围炎，半身不遂。

（4）肩井

正坐、俯伏或俯卧。在肩上，前直乳中，当大椎与肩峰端连线的中点上。

功效 舒筋活络，豁痰散结。

主治 肩背痹痛；手臂不举，颈项强痛，瘰疬；乳痈；中风，难产，疝气。高血压，脑血管意外，乳腺炎，功能性子宫出血，小儿麻痹后遗症。

（5）渊腋

仰卧或侧卧。在侧胸部，举臂，当腋中线上，腋下3寸，第四肋间隙中。

功效 理气，活血，散瘀。

主治 腋下肿，胸满，胁痛，臂痛不举。腋下淋巴结炎，胸膜炎，肋间神经痛。

（6）日月（募穴）

仰卧。在上腹部，当乳头直下，第七肋间隙，前正中线旁开4寸。

功效 疏肝理气，利胆降逆。

主治 胁肋疼痛，胃脘痛，呃逆，呕吐，吞酸，黄疸。急、慢性肝炎，胆囊炎，胃溃疡。

（7）京门（肾募穴）

侧卧。在侧腰部，章门后1.8寸，当第十二肋骨游离端的下方。

功效 健脾益肾，祛湿利水。

主治 胁痛，腹胀；腰痛，泄泻，小便不利，水肿。肋间神经痛，肾炎，高血压。

（8）维道

侧卧。在侧腹部，当髂前上棘的前下方，五枢前下0.5寸。

功效 理气血，调冲任，利下焦。

主治 少腹痛，腰胯痛，阴挺，带下，疝气；月经不调，水肿，肠痈。子宫内膜炎，附件炎，盆腔炎，子宫脱垂，肾炎，阑尾炎。

（9）居髎

侧卧。在髋部，当髂前上棘与股骨大转子最凸点连线的中点处。

功效 舒筋活络。

主治 腰腿痹痛，足痿，疝气，瘫痪。髋关节炎，膀胱炎，睾丸炎，中风偏瘫。

（10）环跳

俯卧或侧卧。在股外侧部，侧卧曲股，当股骨大转子最凸点与骶管裂孔连线的外2/3与中1/3交点处。

功效 祛风除湿，通经活络。

主治 腰胯疼痛；下肢痿痹，挫闪腰痛，膝踝肿痛；遍身风疹，半身不遂，脚气。坐骨神经痛，髋关节及周围软组织疾病。

（11）风市

俯卧或侧卧。在大腿外侧部的中线上，当腘横纹上7寸，或直立垂手时，中指尖处。

功效 祛风除湿，通经活络。

主治 下肢痿痹、麻木；半身不遂，遍身瘙痒，脚气。中风后遗症，小儿麻痹后遗症，坐骨神经痛，膝关节炎，荨麻疹。

(12) 中渎

俯卧或仰卧。在大腿外侧，当风市下2寸，或在横纹上5寸，股外侧肌与股二头肌之间。

功效 祛风通络。

主治 下肢痿痹、麻木；半身不遂，脚气。坐骨神经痛，中风后遗症。

(13) 阳陵泉（合穴、筋会）

仰卧或侧卧。在小腿外侧，当腓骨头前下方凹陷处。

功效 舒筋活络，疏肝利胆，定惊熄风。

主治 膝肿痛，下肢痿痹、麻木；胁肋痛，半身不遂，呕吐；黄疸，脚气，小儿惊风。坐骨神经痛，肝炎，胆囊炎，胆道蛔虫症，膝关节炎，小儿舞蹈病。

(14) 阳交（阳维郄穴）

仰卧或侧卧。在小腿外侧，当外踝尖上7寸，腓骨后缘。

功效 疏肝利胆，定惊安神。

主治 膝胫痛，下肢痿痹；胸胁痛，面肿，癫狂，瘈纵。腓浅神经疼痛或麻痹，坐骨神经痛，胸膜炎，肝炎，精神病。

(15) 外丘（阳维郄穴）

仰卧或侧卧。在小腿外侧，当外踝尖上7寸，腓骨前缘，平阳交。

功效 疏肝理气，通经活络。

主治 下肢痿痹，脚气，颈项强痛，胸胁痛；癫痫。腓神经痛，胸膜炎。

(16) 光明（络穴）

仰卧或侧卧，在小腿外侧，当外踝尖上5寸，腓骨前缘。

功效 清肝明目，理气通络。

主治 下肢痿痹，膝痛；目痛，夜盲，乳胀痛，颊肿。视神经萎缩，白内障。

(17) 悬钟（髓会）

仰卧或侧卧，在小腿外侧，当外踝尖上3寸，腓骨前缘。

功效 通经活络，强筋壮骨。

主治 腰腿痛，脚气，颈项强痛，胸胁疼痛，腋下肿，半身不遂，瘰疬。颈淋巴结核，坐骨神经痛，小儿舞蹈病，动脉硬化症。

(18) 丘墟（原穴）

仰卧。在足外踝的前下方，当趾长伸肌腱的外侧凹陷处。

功效 理气开郁，消肿止痛。

主治 外踝肿痛，下肢痿痹；颈项痛，胸胁痛，目赤肿痛；疟疾，疝气，中风偏瘫。胆囊炎。

（19）足临泣（输穴，通带脉）

仰卧。在足背外侧，当足4趾本节（第4跖趾关节）的后方。小趾伸肌腱的外侧凹陷处。

功效 疏肝利胆，清头明目，通经活络。

主治 足跗肿痛，偏头痛，目痛，乳痈，胁肋痛；瘰疬，疟疾，中风偏瘫。

（20）足窍阴（井穴）

仰卧。在足第4趾末节外侧，距趾甲角0.1寸。

功效 开窍泻热，聪耳明目。

主治 足跗肿痛；偏头痛，目赤肿痛，耳鸣，耳聋，喉痹，胸胁痛，热病，多梦。高血压，肋间神经痛。

9.12 足厥阴肝经腧穴

本经腧穴，起于大敦，止于期门，左右各14个穴位。本经腧穴主治肝病，妇科，前阴病以及经脉循行部位的其他病证。主要穴位介绍如下（图52）。

（1）大敦（井穴）

正坐或仰卧。在足拇趾末节外侧，距趾甲角0.1寸（指寸）。

功效 活血理气，泻热解痉。

主治 经闭，崩漏，阴挺，疝气，遗尿，癃闭；癫痫。功能性子宫出血，子宫脱垂，精索神经痛，阴茎痛，糖尿病。

（2）中封（经穴）

正坐或仰卧。在足背侧，当足内踝前，商丘与解溪连线之间，胫骨前肌腱的内侧凹陷处。

功效 清肝胆，利下焦。

主治 内踝肿痛，足冷；疝气，阴茎痛，腰痛，胸腹胀满，小便不利，遗精，黄疸。踝关节及周围软组织疾患，肝炎，膀胱炎。

（3）蠡沟（络穴）

正坐或仰卧。在小腿内侧，当足内踝尖上5寸，胫骨内侧面的中央。

功效 疏肝理气，清热利湿。

主治 胫部酸痛；月经不调、赤白带下，阴挺，疝气，小便不利，睾丸肿痛，小腹满。子宫内膜炎，子宫脱垂。

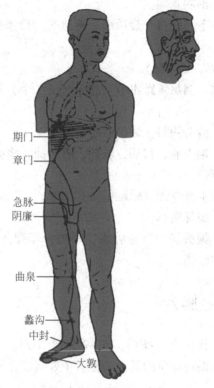

期门
章门
急脉
阴廉
曲泉
蠡沟
中封
大敦

图52　足厥阴肝经腧穴

（4）曲泉（合穴）

正坐或仰卧，屈膝。在膝内侧，屈膝，当膝关节内侧面横纹内侧端，股骨内侧髁的后缘，半腱肌、半膜肌止端的前缘凹陷处。

功效　清热利湿，调利下焦。

主治　膝膑肿痛，下肢痿痹；月经不调，痛经，白带，阴挺，小便不利，头痛，目眩，阳痿，疝气，遗精，癫狂。子宫脱垂，阴道炎，前列腺炎，肾炎，尿潴留，精神病。

（5）阴廉

仰卧。在大腿内侧，当气冲直下2寸，大腿根部，耻骨结节的下方，长收肌的外缘。

功效　活血调经，调理下焦。

主治　下肢挛急，股内侧痛，少腹疼痛；月经不调，赤白带下。子宫内膜炎，阴道炎。

（6）急脉

仰卧。在耻骨结节的外侧，当气冲外下方腹股沟股动脉搏动处，前正中线旁2.5寸。

功效 疏肝理气，止痛。

主治 股内侧痛，少腹痛，阴茎痛；阴挺，疝气。

（7）章门（脾募穴、脏会穴）

仰卧。在侧腹部，当第十一肋游离端的下方。

功效 疏肝健脾，调气活血。

主治 胁痛，腹胀，肠鸣；泄泻，呕吐，痞块，黄疸。胸膜炎，肋间神经痛，肠炎，胃炎。

（8）期门（肝募穴）

仰卧。在胸部，当乳头直下，第六肋间隙，前正中线旁开4寸。

功效 疏肝理脾，调气活血。

主治 胸胁胀痛，胸中热，呕吐，呃逆，泄泻，饥不欲食，咳喘，奔豚，疟疾。肋间神经痛，肝炎，胆囊炎，胃肠神经官能症。

9.13 督脉腧穴

本经腧穴，起于长强，止于龈交，一名一穴，共28个穴位。本经腧穴主治腰骶、背、头项、局部病证及相应的内脏疾病，神志病。有少数腧穴有泻热作用。主要穴位介绍如下（图53）。

（1）长强（络穴）

跪伏，或胸膝位。在尾骨端下，当尾骨端与肛门连线的中点处。

功效 清热利湿，熄风安神。

主治 痔疾，便血，洞泄，大小便难，阴部湿痒，尾骶骨疼痛，瘰疬，癫痫。癔病，腰神经痛。

（2）腰俞

俯卧位。在骶部，当后正中线上，适对骶管裂孔。

功效 培补下焦，清热利湿。

主治 腰脊疼痛，脱肛，便秘，便血，溺血，月经不调；足清冷麻木，温疟汗不出，下肢痿痹。腰骶神经痛，过敏性结肠炎，痔疮，淋病。

（3）腰阳关

俯卧位。在腰部，当后正中线上，第4腰椎棘突下凹陷中。

功效 温肾壮腰，舒利关节。

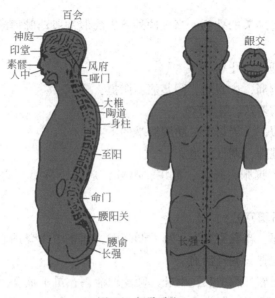

图 53　督脉腧穴

主治　腰骶疼痛；下肢痿痹，月经不调，赤白带下，遗精，阳痿，便血。腰骶神经痛，坐骨神经痛，类风湿病，小儿麻痹，盆腔炎。

(4) 命门

俯卧位。在腰部，当后正中线上，第 2 腰椎棘突下凹陷中。

功效　培元固本，强健腰膝。

主治　虚损腰痛；遗尿，尿频，泄泻，遗精，阳痿，早泄，赤白带下，月经不调，胎屡坠；汗不出，小儿发痫。胃下垂，前列腺炎，肾功能低下。

(5) 至阳

俯伏坐位。在背部，当后正中线上，第 7 胸椎棘突下凹陷中。

功效　疏肝理气，宣肺调中。

主治　胸胁胀痛，脊强，腰背疼痛，黄疸。胆囊炎，胆道蛔虫症，胃肠炎，肋间神经痛。

(6) 身柱

俯伏坐位。在背部，当后正中线上，第 3 胸椎棘突下凹陷中。

功效　宣肺止咳，宁心安神。

主治　腰脊强痛，喘息；身热，瘈疭，癫狂，小儿风痫。支气管哮喘，神经衰弱，癔病。

(7) 陶道

俯伏坐位。在背部，当后正中线上，第 1 胸椎棘突下凹陷中。

功效 祛风解表，镇惊安神。

主治 脊项强急，头痛；热病，疟疾瘈疭。颈肩部肌肉痉挛，疟疾，感冒，癔病，颈椎病。

（8）大椎

俯伏坐位。在后正中线上，第7颈椎棘突下凹陷中。

功效 疏风解表，清解里热。

主治 颈项强直，角弓反张，肩颈疼痛，肺胀胁满，咳嗽喘急；疟疾，风疹，癫狂，小儿惊风，黄疸。颈肩部肌肉痉挛，颈椎病，落枕，感冒，疟疾，小儿麻痹后遗症，小儿舞蹈病。

（9）哑门

正坐位。在项部，当后发际正中直上0.5寸，第1颈椎下。

功效 熄风通络，开窍醒神。

主治 舌强不语，暴喑，颈项强急，脊强反折；瘈疭，癫疾。脑性瘫痪，舌骨肌麻痹，脑膜炎，脊髓炎。

（10）风府

正坐位。在项部，当后发际正中直上1寸，枕外隆凸直下，两侧斜方肌之间凹陷中。

功效 疏散风热，定志安神。

主治 舌急不语，咽喉肿痛。失音，头痛，眩晕，颈项强急，中风癫狂，瘈疭。神经性头痛，颈项部神经，肌肉疼痛，感冒，癔病。

（11）百会

正坐位。在头部，当前发际正中直上5寸，或两耳尖连线的中点处。

功效 开窍醒脑，回阳固脱，清热熄风。

主治 眩晕，健忘，头痛，头胀，脱肛，角弓反张，泄泻，阴挺，喘息，瘈疭，虚损，癫狂，痫证，癔病。高血压，神经性头痛，美尼尔综合征，老年性痴呆，内脏下垂，精神分裂症，脑供血不足，休克，中风后偏瘫、不语。

（12）神庭

仰靠坐位。在头部，当前发际正中直上0.5寸。

功效 镇惊安神，醒脑开窍。

主治 头晕目眩，鼻渊，鼻衄，流泪，目赤肿痛，目翳，雀目，吐舌，角弓反张，癫狂，痫证，惊悸，失眠，泪囊炎，结膜炎，鼻炎，神经官能症，记忆力减退，精神分裂症。

（13）素髎

仰靠坐位。在面部，当鼻尖的正中央。

功效 苏厥安神，清热开窍。

主治 鼻痔，鼻流清涕，鼻渊，鼻塞，鼻衄，酒糟鼻，惊厥，昏迷。新生儿窒息，鼻息肉，鼻炎，虚脱。

(14) 水沟（人中）

仰靠坐位。在面部，当人中沟的上 1/3 与中 1/3 交点处。

功效 清热开窍，回阳救逆。

主治 中风，牙关紧闭，口㖞，唇肿，齿痛，鼻塞，鼻衄；闪挫腰痛，脊膂强痛；昏迷，晕厥，抽搐，消渴，黄疸，遍身水肿，癫痫。虚脱，休克，面神经麻痹，口眼肌肉痉挛，癔病，精神分裂症，晕车，晕船。

(15) 龈交

仰靠坐位。在上唇内，唇系带与上齿龈的相接处。

功效 清热解毒，开窍醒神。

主治 牙龈肿痛，口㖞，口臭，牙关不开，齿衄，鼻痔，目泪，多眵赤痛，颊肿，面部疱癣，腰扭伤，颈项强，头额痛；心烦痛。齿龈炎，鼻息肉，面神经麻痹，角膜白斑，小儿面部湿疹，癔病，心绞痛。

9.14 任脉腧穴

本经腧穴，起于会阴，止于承浆，一名一穴，共 24 个穴位。本经腧穴对腹、胸颈、头面的局部病证及相应的内脏器官病证有较好的作用，部分腧穴有强壮作用，少数腧穴可治疗神志病。主要穴位介绍如下（图 54）。

(1) 会阴

仰卧屈膝。在会阴部，男性当阴囊根部与肛门连线的中点，女性当大阴唇后联合与肛门连线的中点。

功效 清利湿热，强肾调经。

主治 阴痒，阴痛，阴部汗湿，阴门肿痛，小便难，大便秘结，闭经，溺水窒息，产后昏迷不醒，癫狂。阴道炎，睾丸炎，阴囊炎，疝气。

(2) 曲骨

仰卧位。在前正中线上，耻骨联合上缘的中点处。

功效 补肾培元，清热利湿。

主治 赤白带下，小便淋沥，遗尿，遗精，阳痿，阴囊湿疹，五脏虚弱，虚乏冷极。膀胱炎，产后子宫收缩不全，子宫内膜炎。

(3) 中极（膀胱募穴）

仰卧位。在下腹部，前正中线上，当脐中下 4 寸。

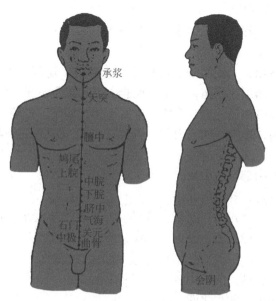

图54 任脉腧穴

功效 补肾培元，清热利湿。

主治 癃闭，带下，阳痿，痛经，产后恶露不下，阴挺，疝气偏坠；积聚疼痛，冷气时上冲心；水肿，尸厥恍惚。肾炎，膀胱炎，盆腔炎，产后子宫神经痛，遗尿不禁，阴痒，崩漏，早泄，月经不调，白浊，阴痛。

(4) 关元 (小肠募穴)

仰卧位。在下腹部，前正中线上，当脐中下3寸。

功效 补肾培元，清热利湿。

主治 少腹疼痛，霍乱吐泻，疝气，遗精，阳痿，早泄，月经不调，经闭，崩漏，恶露不止，胞衣不下，阴挺，脱肛，少腹疼痛，呕吐，泄泻，便血，尿血，小便不利，眩晕，白浊，尿闭，尿频，黄白带下，痛经，中风脱证，虚劳冷惫，羸瘦无力，眩晕，下消。尿道炎，盆腔炎，肠炎，肠粘连，神经衰弱，小儿单纯性消化不良。

(5) 石门 (三焦募穴)

仰卧位。在下腹部，前正中线上，当脐中下2寸。

功效 补肾培元，利水理肠。

主治 小便不利，泻利，腹胀，绕脐疼痛，奔豚，疝气，遗精，阳痿，经闭，带下，崩漏，小腹绞痛，阴囊入小腹，气淋，血淋，产后恶露不止，阴缩入腹；水肿，呕吐血，食谷不化。肠炎，子宫内膜炎。

(6) 气海（肓之原穴）

仰卧位。在下腹部，前正中线上，当脐中下 1.5 寸。

功效 补肾培元。

主治 下腹疼痛，大便不通，泻痢不止，癃淋，遗尿，阳痿，遗精，滑精，月经不调，痛经，闭经，崩漏，带下，阴挺，产后恶露不止，胞衣不下；中风脱证，脘腹胀满，绕脐腹痛，水肿臌胀，水谷不化，疝气，气喘，心下痛，脏气虚惫，真气不足，肌体羸瘦，四肢力弱，奔豚。疝气，失眠，神经衰弱，肠炎。

(7) 神阙

仰卧位。在腹中部，脐中央。

功效 回阳救逆，补肾培元。

主治 泻痢，绕脐腹痛；脱肛，五淋，妇人血冷不受胎，中风脱证，尸厥，角弓反张，风痫，水肿鼓胀。肠炎，痢疾，产后尿潴留。

(8) 下脘

仰卧位，在上腹部，前正中线上，当脐中上 2 寸。

功效 理气和中，消积化滞。

主治 腹坚硬胀，食谷不化，痞块连脐上；呕逆，泄泻；虚肿，日渐消瘦。胃炎，胃溃疡，胃痉挛，胃扩张，肠炎。

(9) 中脘（胃募穴、腑会穴）

仰卧位。在上腹部，前正中线上，当脐中上 4 寸。

功效 调理肠胃，理气降逆，消食化滞。

主治 胃痛，腹痛，腹胀，呕逆，反胃，食不化；肠鸣，泄泻，便秘，便血，胁下坚痛；喘息不止，失眠，脏躁，癫痫，尸厥。胃炎，胃溃疡，胃下垂，胃痉挛，胃扩张，子宫脱垂，荨麻疹，食物中毒。

(10) 上脘

仰卧位。在上腹部，前正中线上，当脐中上 5 寸。

功效 理气健脾，降逆止呕。

主治 反胃，呕吐，食不化，胃痛，纳呆，腹胀腹痛；咳嗽痰多；积聚，黄疸，虚劳吐血。胃炎，胃扩张，胃痉挛，膈肌痉挛，肠炎，肝炎。

(11) 鸠尾（络穴、膏之原穴）

仰卧位。在上腹部，前正中线上，当胸剑结合部下 1 寸。

功效 宽胸降逆，化痰安神。

主治 胸闷咳嗽，心悸，心烦，心痛，呃逆，呕吐；惊狂，癫痫，脏躁。胃神经痛，肋间神经痛，胃炎，支气管炎，神经衰弱，癔症。

(12) 膻中（心包募穴、气会穴）

仰卧位。在胸部，当前正中线上，平第 4 肋间，两乳头连线的中点。

功效 宽胸理气，降逆化痰。

主治 胸闷塞，气短，咳喘，心胸痛，心悸，心烦，噎膈，咳唾脓血；产妇乳少。支气管哮喘，支气管炎，食管狭窄，肋间神经痛，心绞痛，乳腺炎。

(13) 天突

仰靠坐位。在颈部，当前正中线上，胸骨上窝中央。

功效 宣肺止咳，降逆化痰，清利咽喉。

主治 哮喘，咳嗽，咽喉肿痛，瘿气，梅核气，咳唾脓血；心与背相控而痛。支气管哮喘，支气管炎，喉炎，扁桃体炎。

(14) 承浆

仰靠坐位。在面部，当颏唇沟的正中凹陷处。

功效 祛风通络，消肿止痛。

主治 口㖞，唇紧，齿痛，流涎，口舌生疮，暴喑，面肿，齿龋，癫痫，面瘫。齿神经痛，癔症性失语，糖尿病。

9.15 经外奇穴

经外奇穴分头颈部穴、胸腹部穴、背部穴、上肢穴和下肢穴（表2）。

表2 常用奇穴主治提要表

穴名	定位	主治	操作
四神聪	位于头顶部，百会前后的左右各1寸，共4穴	头痛、眩晕、失眠、癫痫等	平刺0.5~0.8寸；可灸
印堂	位于额部，两眉头的中间	头痛、小儿惊风、鼻渊、失眠等	平刺0.3~0.5寸或点刺出血；可灸
太阳	位于颞部，眉梢与目外眦之间，向后约一横指的凹陷处	头痛、目疾	直刺或斜刺0.3~0.5寸，或点刺出血
球后	位于面部，眶下缘外1/4与内3/4交界处	目疾	轻压眼球向上，向眶缘缓慢直刺0.5~1.5寸，不提插
牵正	位于面颊部，耳垂前0.5~1寸处	口㖞、口疮	向前斜刺0.5~0.8寸；可灸
翳明	位于项部，翳风后1寸处	头痛、眩晕、目疾、耳鸣、失眠等	直刺0.5~1寸；可灸
安眠	位于项部，翳风与风池穴连线的中点	失眠、头痛、眩晕等	直刺0.5~1.2寸；可灸

穴名	定位	主治	操作
子宫	位于下腹部，脐中下4寸，中极旁开3寸	月经不调、痛经、阴挺、不孕等	直刺0.8~1.2寸
定喘	位于背部，第七颈椎棘突下，旁开0.5寸	哮喘、咳嗽、肩背痛等	直刺0.5~0.8寸；可灸
胃管下俞	位于背部，第八胸椎棘突下，旁开1.5寸	消渴、胃痛、腹痛	斜刺0.3~0.5寸；可灸
腰眼	位于腰部，第四腰椎棘突下，旁开3.5寸凹陷中	腰痛、月经不调、带下等	直刺1~1.5寸；可灸
腰痛点	位于手背侧，第二、第三掌骨及第四、第五掌骨之间，腕横纹与掌指关节中点处，一侧2穴，左右共4穴	急性腰扭伤	由两侧向掌中斜刺0.5~0.8寸
落枕穴	位于手背侧，第二、第三掌骨间，指掌关节后约0.5寸处	落枕、手臂痛、胃痛等	直刺或斜刺0.5~0.8寸
八邪	位于手背侧，第一至第五指骨间，指蹼缘后方赤白肉际处，左右共8穴	手背肿痛麻木、毒蛇咬伤等	斜刺0.5~0.8寸，或点刺出血
四缝	位于第二至第五指掌侧，近端指骨间关节中央，左右共8穴	小儿疳积、百日咳等	点刺出血或挤出少许黄色透明黏液
十宣	位于手十指尖端，距指甲游离缘0.1寸，左右共10穴	昏迷、高热、咽喉肿痛、癫痫等	浅刺0.1~0.2寸，或点刺出血
鹤顶	位于膝上部，髌底的中点上方凹陷处	膝痛、足胫无力、瘫痪等	直刺1~1.5寸；可灸
膝眼	位于髌韧带两侧凹陷处，在内侧的称内膝眼	膝痛、腿痛等	向膝中斜刺0.5~1寸，或透刺对侧膝眼
胆囊穴	位于小腿外侧上部，腓骨头前下方凹陷处（阳陵泉）直下2寸	急、慢性胆囊炎，胆石症，胆道蛔虫症，下肢痿痹等	直刺1~1.2寸；可灸
阑尾穴	位于小腿前侧上部，犊鼻穴下5寸，胫骨前缘旁开一横指	急、慢性阑尾炎，消化不良，下肢痿痹等	直刺1.5~2寸；可灸
八风	位于足背侧，第一至第五趾间，趾蹼缘后方赤白肉际处，一足4穴，左右共8穴	足跗肿痛、毒蛇咬伤、脚气、趾痛等	斜刺0.5~0.8寸，或点刺出血

点穴技术的临床应用

1 感冒

1.1 概述

1.1.1 概念

感冒是人体感受风邪，邪犯肺卫而导致的常见外感疾病，临床表现以恶寒、发热、鼻塞、流涕、喷嚏、咳嗽、头痛、全身不适、脉浮为其特征。此病一年四季均可发病，但以冬春发病多见。

1.1.2 病因病机

（1）中医病因病机

六淫都可作为感冒的病因，因风邪为六淫之首、"百病之长"，故风为感冒的主要病因。六淫既可单独导致感冒，又常常互相兼夹为病。由于临床上以冬、春两季发病率较高，故而以夹寒、夹热多见而成风寒、风热、暑湿之证。

六淫以外，时行疫毒是一种具有强烈传染性的外在致病因素，它也可引发感冒，时行疫毒亦可兼夹寒、热、暑、湿、燥邪，但以风寒、风热居多。

（2）西医病因病机

感冒分为普通感冒与时行感冒，普通感冒相当于西医学的上呼吸道感染，时行感冒相当于西医学的流行性感冒。

急性上呼吸道感染约有70%～80%由病毒引起。细菌感染可直接或继病毒感染之后发生，以溶血性链球菌最为多见。其感染的主要表现为鼻炎、咽喉炎或扁桃体炎。流行性感冒常有明显的流行性特点。

1.1.3 临床表现

感冒以鼻塞、流涕、喷嚏、咳嗽、恶寒、发热、全身不适等症状为主，严重者可见高热、咳嗽、胸痛等症状。

时行感冒起病急，全身症状较重，高热，体温可达39～40℃，全身酸痛，待热退之后，鼻塞、流涕、咽痛、干咳等肺系症状始为明显。重者高热不退，喘促气急，唇甲青紫，甚则咯血，部分患者出现神昏谵妄，小儿可发生惊厥，出现传变。

1.2   点穴技术在感冒中的应用

技术一

点穴部位   风府、风池、大椎、肩井、合谷。

操作规程   用点按法。用重手法点按风府、风池、肩井，轻轻点按大椎，用中等强度手法按压合谷。再用中等强度手法搓大椎穴至骶骨，以皮肤微红发热为度。每穴各点按 1～1.5 分钟，每日 1 次。施术后亦可在大椎穴上加灸 3～5 壮，效果尤佳。

操作间隔   每日 1 次，至痊愈为止。

主   治   风寒感冒。

技术二

点穴部位   大椎、曲池、外关、合谷、少商。

操作规程   用点按法，先以重手法点按大椎，再用双手拇指强压双侧曲池、外关、合谷穴，每穴点按 1～1.5 分钟，术后可用三棱针点刺大椎、少商穴，各放血少许（1～3 滴）。

操作间隔   每日 1 次，至痊愈为止。

主   治   风热感冒。

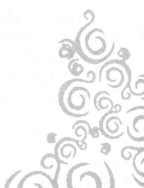

2 头痛

2.1 概述

2.1.1 概念

头痛是指患者自己感觉头部疼痛的一类病证，可见于多种急慢性疾病，如脑眼、口鼻等头面部病变和许多全身性疾病均可出现头痛。本病病因复杂，涉及面广泛。

2.1.2 病因病机

(1) 中医病因病机

头痛病因，分为外感和内伤两大类。外感头痛，多由起居不慎，风、寒、湿、热之邪外袭，留滞于头部经络，气血痹阻所致。内伤头痛，多与肝脾肾三脏密切相关。情志抑郁，肝郁化火或肾阴不足，水不涵木，肝阳上扰清窍均可导致头痛发生；脾失健运，痰湿上蒙清窍，或气滞血瘀，脉络瘀阻，可发为头痛；气血亏虚，不能上荣髓海也可发为头痛。

(2) 西医病因病机

西医学的高血压、偏头痛、丛集性头痛、紧张性头痛、感染性发热、脑外伤及五官科等疾病都可引发头痛。

2.1.3 临床表现

外感头痛临床上分为以下三型：①风寒头痛，症见头痛起病较急，其痛如破，连及项背，恶风畏寒，遇风尤剧，口不渴，苔薄白，脉多浮紧。②风热头痛，症见头痛而胀，甚则头痛如裂，发热恶风，或口渴欲饮，面红目赤，便秘尿黄，舌红苔黄，脉浮数。③风湿头痛，症见头痛如裹，肢体困重，胸闷纳呆，小便不利，大便稀溏，舌苔白腻，脉濡缓。

内伤头痛临床上分为以下五型：①肝阳头痛，症见头胀痛而眩晕，心烦易怒，胁痛，夜眠不宁，口苦，舌红苔薄黄，脉沉弦有力。②痰浊头痛，症见头痛昏蒙，胸脘满闷，呕恶痰涎，舌胖大有齿印，苔白腻，脉沉滑或沉弦。③肾虚头痛，症见头痛而空，腰痛酸软，遗精带下，耳鸣眩晕，舌红少苔，脉沉细无力。

④瘀血头痛，症见头痛日久，痛处固定不移，痛如锥刺，或有头部外伤史，舌暗有瘀斑，脉细涩。⑤气血不足头痛，症见头痛而晕，心悸不宁，遇劳则重，自汗，气短，乏力，面色㿠白，舌淡苔薄白，脉沉细而弱。

2.2 点穴技术在头痛中的应用

技术一

点穴部位 大椎、太阳、曲池、风府、风池、合谷、手足三里、印堂。

操作规程 用指压法。以拇指指腹依次点按以上穴位，用中等强度或重手法每穴按压 1 ~ 1.5 分钟，若头痛症状未得到缓解，可重复点穴 1 次。

操作间隔 每日 1 次，一般 1 ~ 3 次大多数情况下头痛可以缓解。

主　治 外感风寒、风热头痛。

技术二

点穴部位 悬颅、颔厌、风池、太冲、丘墟、阿是穴。

操作规程 用指压、揉压法。以双手拇指指腹中等强度指压悬颅、颔厌、风池或加指压率谷、头维 0.5 ~ 1 分钟，然后强压太冲、丘墟 1 分钟，最后可再重复施术 1 次。

操作间隔 每日 1 次。

主　治 偏正头痛。

技术三

点穴部位 分为 2 组。第一组是头窍阴、风池、脑空、后顶、后溪；第二组是印堂、太阳、听宫、列缺。

操作规程 用指压法、揉压法。后头痛选取第 1 组穴，前额痛选取第 2 组穴。第 1 组穴依次各指压 0.5 ~ 1 分钟；第 2 组穴从印堂向太阳、听宫推压多次，然后再强压列缺 1 分钟。效果不理想可以重复施术 1 次。

操作间隔 隔日 1 次，一般 1 次即可见效。本技术引自程爵棠点穴疗法，屡用屡验。

主　治 前、后头痛。

3 痹证

3.1 概述

3.1.1 概念

痹证是指由风、寒、湿、热等邪气引起的以肢体关节及肌肉酸痛、麻木重浊、屈伸不利，甚或关节肿大灼热为主症的一类疾病。古代痹证概念比较广泛，包括内脏痹和肢体痹，本节重点讨论肢体痹。

3.1.2 病因病机

(1) 中医病因病机

《素问·痹论》云："风寒湿三气杂至，合而为痹也。"若素体卫气不固，腠理空疏，或劳累后汗出当风，或涉水冒寒，久居潮湿之地，均可导致风寒湿邪气乘虚侵袭，痹阻经络，发为风寒湿痹；风气胜者为行痹，寒气胜者为痛痹，湿气胜者为着痹。若素有积热，又复感寒邪，入里化热，或感受风湿热邪，发为风湿热痹，内传脏腑可发为心痹。总之，风寒湿热之邪侵入人体，痹阻关节肌肉筋络，导致气血闭阻不通，是产生本病的根源。

(2) 西医病因病机

西医学的风湿热（风湿性关节炎）、类风湿关节炎、肌纤维组织炎、坐骨神经痛、骨性关节炎均属于本病范畴。

3.1.3 临床表现

主要表现为关节肌肉疼痛，屈伸不利。若痛无定处，时见恶风发热，舌淡，苔薄白，脉浮，为行痹；若疼痛较剧，痛有定处，遇寒痛甚，得热则减，局部皮色不红，触之不热，为痛痹；若肢体关节酸痛重着不移，或有肿胀，肌肤麻木不仁，阴雨天加重或发作，为着痹；若关节疼痛，局部红肿灼热，痛不可及，关节活动不利，可累及多个关节，为热痹。总之，痹证皆以肢体关节肌肉的酸、痛、麻、重为主要临床特征。

3.2 点穴技术在痹证中的应用

技术一

点穴部位 上肢取肩髃、臂臑、曲池、手三里、合谷；下肢取环跳、秩边、承扶、阴陵泉、阳陵泉、膝眼、悬钟、昆仑、解溪；腰背部取肾俞、腰阳关、次髎、夹脊、委中、阳陵泉；头部取百会、印堂、太阳、风池。

操作规程 用推、揉、点、叩、摇等法。施术前嘱咐患者取仰卧位或坐位。用中等强度手法指揉、点、叩上述相关穴位，然后可以摇动相关关节。

操作间隔 每日或隔日1次。

主　治 各种痹证。

技术二

点穴部位 养老、外关、阳池、阳溪、腕骨（患侧）。

操作规程 用揉压法。上述各穴位分别揉压3～5分钟，用重手法指压各穴位，用轻手法指揉各穴位。最后辅以摇晃、牵拉、活动腕关节。

操作间隔 每日1次，7次为1个疗程。一般1～5个疗程可收到良好疗效。

主　治 腕关节炎、手腕下垂、无力。

技术三

点穴部位 血海、梁丘、内外膝眼、鹤顶、阴陵泉、阳陵泉、膝阳关（患侧）。

操作规程 用指压、揉压法。在相应穴位上进行点、压、揉、按各3～5分钟，然后活动、牵拉膝关节。

操作间隔 每日1次。

主　治 主治膝关节炎。

技术四

点穴部位 申脉、照海、昆仑、中封、丘墟、解溪（患侧）。

操作规程 用指压法。依次用重手法强压上述各穴3～5分钟，然后可配合摇晃、拔伸手法。

操作间隔 每日1次。坚持10～30天可收到显著效果。

主　治 踝关节炎。

4 漏肩风

4.1 概述

4.1.1 概念

漏肩风是指肩部长期固定疼痛，以活动受限为主症的一种疾病。因本病多发于50岁左右的成人，故俗称"五十肩"，因患处常畏寒怕冷，尤其后期常出现肩关节粘连，肩部呈现固结状，活动明显受限，故又称"肩凝症"、"冻结肩"等。

4.1.2 病因病机

(1) 中医病因病机

多因体虚、劳损、风寒侵袭肩部，使经脉之气运行不畅，不通则通。内外原因导致肩部经脉阻滞不通或失养，是本病的主要病机。

(2) 西医病因病机

西医学认为本病是软组织退行性、炎症性病变，与肩部受凉、慢性劳损、外伤等有关。因此，本病早期以疼痛为主，后期以功能障碍为主。现代医学的肩关节周围炎、肱二头肌长头腱鞘炎、肩峰下囊炎可参照本节治疗。

4.1.3 临床表现

初为轻度肩痛，活动失灵，逐渐加重。疼痛一般位于肩前外侧，可向颈、耳、前臂和手放射，但无感觉障碍。严重者，稍一触碰，即疼痛难忍，或夜不能眠，或半夜痛醒（静止痛），不敢患侧卧位，肩活动受限，穿、脱衣服困难，甚至不能梳头、洗脸、漱口或洗澡等。晚期肩关节外展、外旋、后伸明显障碍，甚至可呈僵硬状态，或伴肌肉萎缩。

4.2 点穴技术在漏肩风中的应用

技术一

点穴部位　肩髃、肩髎、肩贞、臂臑、曲池、外关、阿是穴。

操作规程 用揉压、弹拨法。用重手法揉压以上各穴 1~3 分钟，重点放在患侧；接着用拇指弹拨痛点 10 余次；然后再活动牵拉患侧肩关节。若配合火针疗法，效果更佳。

操作间隔 每日 1 次。

主　　治 外邪侵袭之漏肩风。

技术二

点穴部位 肩髃、肩髎、肩前、阳陵泉、阿是穴。

操作规程 用指压、揉压、弹拨法。用重手法依次揉压上述各穴 3~5 分钟，然后用拇指弹拨痛点周围肌腱 10 余次，再用手掌面搓热后按揉患部，然后活动、牵拉关节。

操作间隔 每日 1 次。坚持使用本法效果明显。

主　　治 气滞血瘀之漏肩风。

技术三

点穴部位 肩髃、膈俞、肩贞、足三里、气海。

操作规程 用指压、揉压法。以上各穴揉压各 3~5 分钟，然后活动、牵拉肩关节，活动幅度由小到大，力量亦由小到大。若能配合艾灸法效果更佳。

操作间隔 每日 1 次。

主　　治 气血虚弱之漏肩风。

5 眩晕

5.1 概述

5.1.1 概念

眩晕是指自觉头晕眼花、视物旋转动摇的一种症状，有经常性和发作性的不同。病位主要在脑髓清窍。病情轻者，短暂发作，闭目平卧马上即止；病情重者，如坐舟车，旋转起伏不稳，难于站立，呕吐恶心。有些患者迁延不愈，反反复复。

5.1.2 病因病机

(1) 中医病因病机

脑居于颅内，由脑髓汇聚而成，"脑为元神之府"，所以，肾虚精亏，气血亏虚不能上荣，髓海失充；肝风内动，肝阳上扰清空；痰浊蒙蔽清窍，均会影响于脑，从而产生眩晕的症状。临床上引发眩晕的病因不外乎风阳上扰、痰浊上蒙、气血亏虚和肝肾阴虚四个因素。

(2) 西医病因病机

眩晕是现代医学中神经系统疾病的一个症状，系指患者对空间定向感觉的主观体会错误。西医学中本病常与高血压、脑动脉硬化、贫血、神经衰弱、耳源性眩晕、晕动症等疾病有关。

5.1.3 临床表现

本病以头晕目眩、视物旋转为主要表现。轻者闭目即止；重者如坐舟车，旋转不定，不能站立，或伴有恶心呕吐，甚则昏倒等症状。原因不同，兼证各异，治疗时一定要注意。

5.2 点穴技术在眩晕中的应用

技术一

点穴部位 百会、太阳、风池、侠溪、行间。

操作规程 用指压法。依次指压上述各穴，各2~3分钟。
操作间隔 每日1次。
主　　治 肝阳上扰之眩晕。

技术二

点穴部位 头维、风府、四白、内关、中脘、阴陵泉。
操作规程 用指压法。用中等强度手法依次指压上述各穴位1~3分钟。
操作间隔 每日1次。
主　　治 痰浊上蒙之眩晕。

技术三

点穴部位 解溪、中渚（均取两侧）。
操作规程 用指压法。先用双手拇指或食指压解溪，再压中渚，各强压0.5~1.5分钟。
操作间隔 每日1次。本技术引自程爵棠经验，效果不错。
主　　治 眩晕。

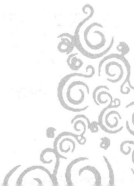

6 晕厥

6.1 概述

6.1.1 概念

晕厥是指一种突然发作历时短暂的意识和行动的丧失的疾病。特征为突感眩晕、行动无力、迅速失去知觉而昏倒，数秒至数分钟后恢复清醒。本病是临床常见的危急证候，各种时行热病、中暑、中风、癫痫、脏躁和消渴等病后期，均可出现不同程度的昏厥。

6.1.2 病因病机

(1) 中医病因病机

多由于元气虚弱、病后气血未复、产后失血过多，每因操劳过度、骤然起立等导致经脉之气一时紊乱，气血不能上充头面，阳气不能通达四末；或情志波动异常，或外伤剧烈疼痛，经气逆乱，清窍受扰而突然昏倒。

(2) 西医病因病机

西医学多种急性传染病、脑血管意外、煤气中毒、食物中毒、中毒性痢疾、糖尿病危象、肝性昏迷、尿毒症、低血糖症、癔病性昏迷等与本病有关。

6.1.3 临床表现

本病发病前常有先兆症状，如头晕、视力模糊、面色苍白、出汗等，继而出现突然昏仆，不知人事，呈一时性，"移时苏醒"，发病时常有恶心、汗出，或伴有四肢逆冷，醒后感头晕、疲乏、口干，但无失语、瘫痪等后遗症，缓解时和常人一样。兼见其他症状，病因不同，治法各异。

6.2 点穴技术在晕厥中的应用

技术一

点穴部位 人中、百会、神门。

　　操作规程　用指掐法。患者取仰卧位，施术者站立于患者体侧，依次重掐上述各穴位。亦可配合灸法，加灸百会、气海、关元、神阙穴，以患者苏醒为度。

　　操作间隔　至清醒为度。

　　主　　治　虚证晕厥。

技术二

　　点穴部位　百会、人中、合谷、太冲（或加涌泉）。

　　操作规程　用指掐法。在上述穴位上交替进行重掐，即效。

　　操作间隔　至清醒为度。

　　主　　治　突然晕厥。

技术三

　　点穴部位　人中、百会、中冲、劳宫、合谷、太冲等。

　　操作规程　用指压法和指掐法。患者取仰卧位，施术者站在患者体侧，依次用重手法快速对上述各穴进行指压或指掐，即可见效。

　　操作间隔　至清醒为度。

　　主　　治　突然晕厥。

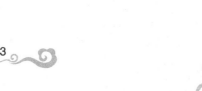

7 呕吐

7.1 概述

7.1.1 概念

呕吐是胃失和降，胃气上逆，而出现以胃内容物从口吐出为主要临床表现的病证，可见于多种急慢性疾病。中医文献称有声有物为"呕"，有物无声为"吐"，有声无物为"干呕"。在临床上呕与吐常同时出现，故统称"呕吐"。本病无论男女老幼都可发生，是临床上常见的多发病。

7.1.2 病因病机

(1) 中医病因病机

胃气以降为和，以通为顺。凡是外感六淫及秽浊之气，或内伤脾胃，失于和降，或脾胃虚衰，受纳无权，均可导致呕吐。其主要原因有外邪犯胃、饮食不节、情志失调、脾胃虚弱等。这些原因常相互影响，兼杂致病，临证当辨证求因。

(2) 西医病因病机

呕吐是临床上常见症状，可见于西医学的多种疾病，其中以胃肠道疾患最为常见，如急慢性胃炎、胃扩张、贲门痉挛、幽门痉挛、胃神经官能症、胆囊炎、胰腺炎等均与呕吐相关。

7.1.3 临床表现

本病以呕吐食物、痰涎、水液诸物，或干呕无物为主症，常兼有脘腹不适、恶心纳呆，泛酸嘈杂等症。一日数次不等，持续或反复发作。本病起病或急或缓，常先有恶心欲吐之感，多由气味、饮食、情志、冷热等因素诱发，或因服用化学药物，误食毒物所导致。急性多突然呕吐，慢性多时吐时停，反复发作等。

7.2 点穴技术在呕吐中的应用

技术一

点穴部位　中脘、内关、足三里、合谷、风池。

操作规程　用点、压、掐法。用拇指点、压、掐上述各个穴位。新病、体质强的用重手法强刺激，旧病久病、体质弱的用中等强度手法刺激。每穴 3～5 分钟。

操作间隔　至呕吐停止。一般起效很快。

主　治　寒邪犯胃型呕吐。

技术二

点穴部位　足三里（双侧）。

操作规程　用掐压法。双手同时操作，用拇指重手法掐压足三里，方向略向斜上方，同时用另一手拇指掐住足三里穴下方，使酸胀感向上传导效佳。有些患者立时见效。

操作间隔　至呕吐停止。

主　治　呕吐。

技术三

点穴部位　中脘、内关、足三里。

操作规程　用指压、掐压法。强压足三里，掐压内关，再揉压中脘。每穴操作 3～5 分钟。

操作间隔　一次见效者多见。

主　治　呕吐。

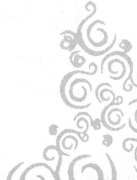

8 胃痛

8.1 概述

8.1.1 概念

胃痛是指以上腹胃脘部反复性发作性疼痛为主的病证。因发作部位接近心窝部，古人又称"心痛"、"胃心痛"、"心下痛"等，与"真心痛"有本质区别。胃痛病位在胃，而涉及脾，临床应用时注意与心系疾病相区别。

8.1.2 病因病机

(1) 中医病因病机

本病的病因主要与情志不畅、饮食不节、劳累、受寒等因素有关。胃为五脏六腑之大源，主受纳腐熟水谷。酿成胃之功能失调、胃脘疼痛的原因虽然各不相同，但其发病机制无非两个方面：一是"不通则痛"，二是"不荣则痛"。

(2) 西医病因病机

胃痛是临床上常见的一种病证，西医学的急慢性胃炎、消化性溃疡、胃神经官能症、胃黏膜脱垂等病均与胃痛发生相关，且均以上腹部疼痛为主要表现，均可以参照治疗。

8.1.3 临床表现

本病发病常与情志不遂、饮食不节、劳累、受寒等因素有关。主症以胃脘部疼痛为主，常伴有食欲不振，痞闷或胀满，恶心呕吐，吞酸嘈杂等。起病或急或缓，常可反复发作。病因多样，治法各异。中医一般分为寒邪客胃、饮食伤胃、肝气犯胃、脾胃虚弱等类型。临床上以肝气犯胃型和脾胃虚寒型最为常见。

8.2 点穴技术在胃痛中的应用

技术一

点穴部位 第 7～12 胸椎旁夹脊穴。

操作规程 用指压法。施术者用两手拇指指腹强压以上夹脊穴，每次点按 1 分钟，反复做 3~5 次。亦可配合磁圆针叩击上述部位，以皮肤出现红晕为度，效果亦可。

操作间隔 每日 1 次。

主　　治 胃痛。

技术二

点穴部位 足三里、中脘、太冲、期门。

操作规程 用指压法。患者取仰卧位，放松肌肉，保持心情舒畅。用拇指或食指指腹依次强力揉压或指压上述各穴位。每穴 3~5 分钟。

操作间隔 每日 1 次。

主　　治 肝气犯胃之胃痛。

技术三

点穴部位 内关、梁丘、足三里。

操作规程 用指压、揉压法。施术者先强压梁丘、足三里，然后揉压内关，每穴 3~5 分钟，若证属寒或虚寒，可加灸中脘穴 3~5 分钟。

操作间隔 每日 1 次。

主　　治 胃痛。

技术四

点穴部位 阿是穴（在第 9~12 胸椎两侧区寻找压痛点 1~2 个）、中脘。

操作规程 用指压、揉压法。先强压阿是穴，再揉压中脘，每穴 5 分钟，以得气为度。

操作间隔 每日 1 次。本技术引自程爵棠经验。疗效立显。

主　　治 各种原因引起的胃痛。

9 呃逆

9.1 概述

9.1.1 概念

呃逆是指以气逆上冲，喉间呃逆连声，声短而频，令人不能自主为主要表现的病证。临床上患者偶然发生者较多，一般可自愈，有的则迁延日久，频频发生。

9.1.2 病因病机

(1) 中医病因病机

本病发生，主要是胃气上逆所致，与脾、肾、肝关系密切。胃处中焦，上贯胸膈，以通降为顺。饮食不节，过食生冷导致胃寒，过食辛辣则胃热；或情志抑郁，久则郁而化火，横逆犯胃；或脾阳虚衰，健运失司，湿从内生，致痰浊中阻；或热病伤阴，虚火上逆等均可引发呃逆的出现。亦可因肺气郁闭、肾不纳气，致使气逆上冲，动膈而作呃逆连声，其病较重。

(2) 西医病因病机

西医学的单纯性膈肌痉挛即属此病。其他疾病如胃神经官能症、胃炎、胃扩张、胃癌、肝硬化晚期、脑血管病、尿毒症，以及胃、肠手术后等引起的膈肌痉挛可见本症。

9.1.3 临床表现

本病多因受凉、饮食、情志等诱发，起病多较急。呃逆以气逆上冲，喉间呃呃连声，声短而频，不能自止为主症，其呃声或高或低，或疏或密，间歇时间不定，常伴有胸脘膈间不舒，嘈杂灼热，腹胀嗳气等。若偶然发作，大多轻微，多可不药而愈；若反复发作，迁延不止，治当详察。

9.2 点穴技术在呃逆中的应用

技术一

点穴部位 足三里。

操作规程　用指压法。以拇指用重手法持续按压足三里穴,同时与患者谈话,转移其注意力。按压 1~3 分钟。手法强调突然性用力,效果不错。

操作间隔　每日 1 次。一般 1 次即可收到良好疗效。

主　　治　呃逆。

技术二

点穴部位　攒竹。

操作规程　用指压法。患者仰卧位或坐位,或仰靠位,术者双手拇指指压双侧攒竹穴。用力要由轻到重,不可过猛。持续 3~5 分钟。

操作间隔　多 1 次呃逆停止。

主　　治　呃逆。

技术三

点穴部位　天突。

操作规程　用指压法。用拇指指压天突穴,力量由轻到重,指端用力稍向下,使患者感觉有酸胀感,同时让患者憋气,大约 1 分钟把手拿开。

操作间隔　多 1 次即愈。

主　　治　呃逆。

技术四

点穴部位　翳风。

操作规程　用指压法。患者坐位,术者双手拇指重压双侧翳风穴,以局部产生酸胀感为度。

操作间隔　多 1 次呃逆停止。

主　　治　呃逆。

技术五

点穴部位　合谷。

操作规程　用指压法。以双手拇指用力按压两侧合谷穴,一般约 2 分钟呃逆停止。

操作间隔　多 1 次即愈。本技术引自程爵棠经验,效果颇佳。

主　　治　呃逆。

10 腹痛

10.1 概述

10.1.1 概念

腹痛是指以胃脘以下耻骨毛际以上的部位疼痛为主要表现的病证，多由脏腑气机不利，经脉失养而成。本病是临床上极为常见的多发病，男女老幼皆可发病。本病既可单独出现，亦可继发其他疾病中。本病与肝、胆、脾、胃、肾、大小肠、膀胱等脏器，足阳明、足少阳、足三阴、冲脉、任脉、带脉等经络有关。

10.1.2 病因病机

(1) 中医病因病机

腹痛病因不外外感和内伤两类。外感寒热，内伤饮食、情志以及虫积、跌仆等原因，皆可以导致腹部脏腑气机不利，气血运行不畅，经脉阻滞，"不通则痛"。气血不足，阳气衰弱，则脏腑经脉失于温养，气血运行无力而"不荣则痛"。

(2) 西医病因病机

腹痛临床常见于西医学的内、外、妇科等疾病，而以消化系统和妇科病更为常见，如急慢性胰腺炎、胃肠痉挛、不完全性肠梗阻、结核性腹膜炎、肠道激惹综合征、消化不良性腹痛、输尿管结石等病。

10.1.3 临床表现

腹痛病位有大腹、小腹、少腹之分，证有寒、热、虚、实之辨。急性腹痛以胃脘以下，耻骨毛际以上部位疼痛，发病急骤，痛势剧烈为主；慢性腹痛以胃脘以下，耻骨毛际以上部位疼痛，病程较长，腹痛缠绵为主。

10.2 点穴技术在腹痛中的应用

技术一

点穴部位 三阴交、血海、太冲或子宫穴。

操作规程 用指压、揉压法。取双侧三阴交、血海、太冲穴，用重手法指压或揉压以上各穴 1～3 分钟，以患者局部出现酸胀为度。子宫穴可单用，亦可配合使用。用双手食指、中指按压住两旁子宫穴，稍加压力，缓缓点揉，以酸胀为度，操作 5 分钟，以腹腔内有热感为最佳。

操作间隔 每日 1 次。可于月经期前使用，预防妇科疾病引发的腹痛。

主　治 腹痛（妇科）。

技术二

点穴部位 足三里。

操作规程 用指掐法。腹痛时用拇指重手法掐压双侧足三里穴 3～5 分钟。取"肚腹三里留"之意，效果不错。

操作间隔 多 1～2 次即可收到显效。

主　治 急性腹痛。

技术三

点穴部位 梁丘、梁门、足三里（均取双侧）、中脘。

操作规程 用指压、按揉法。双手拇指强压梁丘、足三里穴各 3～5 分钟。轻揉梁门、中脘穴 1～3 分钟。

操作间隔 一般 1 次即愈。

主　治 急性上腹痛（胃痉挛）。

技术四

点穴部位 中脘、内关、足三里。

操作规程 用指压法。用拇指依次强压以上各穴，每穴 3～5 分钟。一般 10 分钟疼痛可止。

操作间隔 一般 1 次可以见效。

主　治 腹痛。

技术五

点穴部位 第 2 掌骨桡侧中段的压痛点，或第 9～12 胸椎旁的压痛点。

操作规程 用指压法。找到压痛点后，用拇指强压痛点，至疼痛缓解为止。

操作间隔 一般 1 次可以见效。

主　治 腹痛。

11 心悸

11.1 概述

11.1.1 概念

心悸是指患者自觉心中悸动，甚至不能自主的一类症状。发生时，患者自觉心跳加快加强，并伴有心前区不适感。本病属祖国医学"惊悸"和"怔忡"的范畴，可见于多种疾病中。

11.1.2 病因病机

(1) 中医病因病机

心主血脉主神志，心神不宁是本病发生的主要原因。心神不宁虽有突受惊恐或劳倦过度等外部因素，但也有内因存在，一般与心虚胆怯、心脾两虚、阴虚火旺、心血瘀阻、水气凌心，心阳虚弱等有关，其病变常虚实兼夹，以虚为主。

(2) 西医病因病机

西医学中某些器质性或功能性疾病如冠心病、风湿性心脏病、高血压性心脏病、肺源性心脏病、各种心律失常，以及贫血、低血钾症、心脏神经官能症等均可出现心悸。

11.1.3 临床表现

患者自觉心慌不安，心跳剧烈，神情紧张，不能自主，心搏或快速、或缓慢、或心跳过重、或忽跳忽止，呈阵发性或持续不止。伴有胸闷不适，易激动，心烦，少寐多汗，颤抖，乏力，头晕等。本病发作常由情志刺激、惊恐、紧张、劳倦过度、饮酒饱食而诱发。

11.2 点穴技术在心悸中的应用

技术一

点穴部位 郄门、内关或少冲。

操作规程　用掐压、揉压法。以拇指尖掐压郄门或少冲穴 2 ~ 3 分钟，再用拇指指尖按揉内关穴 1 ~ 2 分钟，可以使症状慢慢缓解。

操作间隔　一般 1 次有效。验之临床，确有良效。

主　治　心悸。

技术二

点穴部位　内关、神门。

操作规程　用指压法。双侧取穴，切勿丢掉一侧穴位。强压上述两穴，保持一定的频率和中等力度，持续点按 5 ~ 10 分钟。

操作间隔　每日 1 次。坚持治疗可获良效。

主　治　心悸。

技术三

点穴部位　大陵、神门、膻中、巨阙。

操作规程　用揉压法。以拇指指腹揉压上述穴位。每穴 1 ~ 3 分钟。

操作间隔　每日 1 次。一般 1 ~ 2 次即可缓解。

主　治　心悸（阵发性心动过速）。

12　腰痛

12.1　概述

12.1.1　概念

腰痛是指腰部感受外邪，或因外伤，或由肾虚而引起的气血运行失调，脉络绌急，腰府失养所致的以腰部一侧或两侧疼痛为主要症状的一类病证。本病是临床常见病与多发病。一年四季均可发病。

12.1.2　病因病机

(1) 中医病因病机

腰为肾之府，需肾精之灌溉。腰痛原因有外感、内伤之分。外感风寒湿热各邪气，其中尤以湿邪性黏腻，容易痹阻腰部经脉，所以外感邪气中以湿邪最多见。内伤则不外乎肾虚，其是腰痛发病的关键要素。风寒湿热邪客腰部经脉，常因肾虚失守，否则不会出现腰痛一症。至于劳累、瘀血等因素临床上也可见到。

(2) 西医病因病机

西医学的腰部软组织损伤、肌肉风湿、腰椎病变及部分内脏病变与腰痛有关。腰部的肌肉、韧带和关节损伤或病变均可导致本病。另外，妇女的盆腔疾患和肾脏病变也能引起腰痛，风湿亦能影响腰部软组织导致腰痛。

12.1.3　临床表现

腰部一侧或两侧疼痛，或痛势绵绵，时作时止，遇劳则甚，得逸则缓，按之则痛，或痛处固定，胀痛不适，或如锥刺，按之痛甚。临床一般分外感腰痛、瘀血腰痛、肾虚腰痛等类型。

12.2　点穴技术在腰痛中的应用

技术一

点穴部位　委中穴。

操作规程 用指压法。以双拇指指腹强压委中穴 3 ~ 5 分钟，用力先轻后重，待出现酸胀、发热等感觉后，继续强压至疼痛缓解为度。30% 腰痛在施术后可以缓解，若配合手掌擦热腰眼效果更佳。

操作间隔 每日或隔日 1 次。坚持治疗，可获良效。

主　　治 腰痛。

技术二

点穴部位 按病证取穴：①寒湿腰痛与湿热腰痛：取阿是穴、肾俞、委中、腰阳关、风府；②肾虚腰痛：取肾俞、太溪、志室、委中；③瘀血腰痛：取阿是穴、阳陵泉、委中、膈俞、腰部夹脊。

操作规程 用推压、擦、揉、点法。患者取俯卧位。按证取穴，先推、擦，然后揉、点。肾虚腰痛可加用艾灸补法，余两证用泻法。每穴 3 ~ 5 分钟。

操作间隔 每日或隔日 1 次。

主　　治 腰痛。

技术三

点穴部位 飞扬（双侧）。

操作规程 用指压法。以双手拇指指腹各按压 1 穴，每穴点按 3 ~ 5 分钟。

操作间隔 每日 1 次。

主　　治 一月以上慢性腰痛。

技术四

点穴部位 金门穴（或点按昆仑、申脉、仆参）。

操作规程 用指压法。用食指关节强力点按金门穴 3 ~ 5 分钟。

操作间隔 每日或隔日 1 次。治疗两侧急性腰痛效果不错。

主　　治 两周以内急性腰痛。

13 不寐

13.1 概述

13.1.1 概念

不寐是指脏腑功能紊乱，气血亏虚，阴阳失调，导致经常性的睡眠减少，或不易入睡，或睡眠短浅而易醒，甚或彻夜不眠的表现，常伴有头痛、头昏、心悸、健忘、多梦等，又叫"失眠"、"不得卧"。

13.1.2 病因病机

(1) 中医病因病机
睡眠由心神所主，神安则寐，神不安则不寐。神安需要阴血濡养，卫气充和，肝气条达，心肾相交，来维持气血阴阳的调和，阳入于阴，睡眠才能正常。阴血不足、阳热过剩、饮食失调均能导致不寐。

(2) 西医病因病机
本病属于西医学的睡眠障碍，认为是由于长期过度的紧张脑力劳动、强烈的思想情绪波动、久病后体质虚弱等，使大脑皮层兴奋与抑制相互失衡，导致大脑皮层功能活动紊乱而致。本病相当于西医学神经官能症、更年期综合征等病范畴。

13.1.3 临床表现

轻者入寐困难或睡而易醒，醒后不寐连续 3 周以上，重者彻夜不眠。常伴有头痛头昏、心悸健忘、神疲乏力、心神不宁、多梦等症状。

13.2 点穴技术在不寐中的应用

技术一

点穴部位 安眠、合谷、神门、三阴交（双侧）。
操作规程 用指压法。用拇指或食指依次点按安眠、合谷、神门、三阴交。

每穴点按 1.5~3 分钟。施术时嘱咐患者把注意力放在听自己的呼吸声上，全身肌肉放松。

操作间隔 每日或隔日 1 次。坚持治疗，多获良效。

主　治 不寐。

技术二

点穴部位 四神聪、神门、三阴交。

操作规程 用揉压法。以双手拇指指腹在神门、三阴交穴位上先揉后压，指力渐加，以患者忍受为度，每穴 3~5 分钟。再点揉四神聪穴 5~6 次。

操作间隔 每日 1 次。坚持治疗，多能逐渐好转而愈。

主　治 失眠。

技术三

点穴部位 百会、安眠、内关、神门。

操作规程 用揉压法。用拇指指腹揉压上述各穴位 3~5 分钟，亦可再施术后加灸百会穴。

操作间隔 每日 1~2 次。

主　治 不寐。

14 癃闭

14.1 概述

14.1.1 概念

癃闭是指以排尿困难，全日总尿量明显减少，小便点滴而出，甚则闭塞不通为临床特征的一种病证。其中以小便不利，点滴而短少，病势较缓者称为"癃"；以小便闭塞，点滴全无，病势较急者称为"闭"。癃和闭虽有区别，但都是指排尿困难，只是轻重程度上不同，因此多合称为癃闭。

14.1.2 病因病机

(1) 中医病因病机

本病的主要病变在膀胱，膀胱气化不利是导致本病的直接原因。膀胱的气化又与三焦密切相关，其中尤以下焦最为重要。上焦之气化不利，与肺通调水道功能失调有关；中焦气化不利，与脾胃升清降浊功能失调有关；下焦气化不利，与肾主水功能失调有关。另外，肝郁气滞，各种导致尿路阻塞的原因均可引发本病。

(2) 西医病因病机

本病包括西医学中各种原因引起的尿潴留及无尿症，如神经性尿闭、膀胱括约肌痉挛、尿路结石、尿路肿瘤、尿路损伤、尿道狭窄、老年性前列腺增生症、脊髓炎等引起的少尿或无尿症。

14.1.3 临床表现

小便不利，点滴不畅，或小便闭塞不通，尿道无涩痛，小腹胀满。多见于老年男性，或产后妇女及手术后患者。

14.2 点穴技术在癃闭中的应用

技术一

点穴部位 肾俞、膀胱俞、关元、三阴交。

操作规程　用揉压法。用中等强度手法按揉以上各穴位，每穴 3～5 分钟。

操作间隔　每天 1 次或 2 次。

主　　治　癃闭。

技术二

点穴部位　利尿穴（位于神阙至曲骨的中心）。

操作规程　用指压法。以右拇指按压利尿穴，并逐渐加力，压至一定程度时，尿即排出，可继续向下方按压至尿完全排出为止，即可结束治疗。

操作间隔　一般治疗 1 次。本技术引自程爵棠经验，效果明显。

主　　治　癃闭。

技术三

点穴部位　中极。

操作规程　用指压法。术者用拇指指腹在中极穴上斜向下方稍加压力待排尿后停止治疗。

操作间隔　一般 1 次即可见效。

主　　治　癃闭。

15 小儿脑瘫

15.1 概述

15.1.1 概念

小儿脑瘫简称脑瘫，通常是指在出生前到出生后一个月内由各种原因引起的非进行性脑损伤或脑发育异常所导致的中枢性运动障碍。临床上以姿势与肌张力异常、肌无力、不自主运动和共济失调等为特征，常伴有感觉、认知、交流、行为等障碍和继发性骨骼肌肉异常，并可有癫痫发作。

15.1.2 病因病机

(1) 中医病因病机

多由于患儿先天禀赋不足，肝肾亏虚；或后天失养，气血两虚所致。临床可见肝肾不足型和脾胃虚弱型两种。

(2) 西医病因病机

西医学认为脑瘫存在多种因素。产前因素最常见，包括遗传和染色体疾病、先天性感染、脑发育畸形或发育不良、胎儿脑缺血缺氧致脑室周围白质软化或基底节受损等均可引发。

15.1.3 临床表现

以肢体瘫痪、手足不自主徐动、智力差、语言不清为主症。相当于中医"五软"、"五迟"、"痿证"等范畴。

15.2 点穴技术在小儿脑瘫中的应用

技术一

点穴部位 百会、四神聪、肝俞、肾俞、足三里、三阴交。上肢瘫痪配曲池、手三里、外关、合谷、后溪、华佗夹脊穴（胸椎1~7两侧）；下肢瘫痪配环跳、阳陵泉、委中、太冲、华佗夹脊穴（腰椎1~5两侧）。

操作规程 用揉、按、捏法。先用拇指指腹揉按百会、四神聪穴各5～7分钟，揉按足三里、三阴交、肝俞、肾俞穴各3～5分钟；然后将上下肢配穴依次揉按3～5分钟，捏脊（华佗夹脊穴）从下向上捏拿，操作3～5遍，再用磁梅针轻度叩刺至皮肤潮红为度。

操作间隔 每日或隔日治疗1次，10次为1个疗程。耐心坚持治疗，均可收到较好的疗效。

主　　治 肝肾不足型小儿脑瘫。

技术二

点穴部位 百会、四神聪、曲池、外关、合谷、中脘、关元、足三里、三阴交。

操作规程 用按、揉、揉法。首先揉按四肢10～20分钟，并配合关节屈伸活动。按揉百会、四神聪、曲池、外关、合谷、中脘、关元、足三里、三阴交各20～30次；然后用中指指端叩击头部约3～5分钟。再用拇指桡侧缘扫散头部两侧胆经各1～3分钟。最后由前向后用五指拿头顶，至后头部改为三指拿，顺势从上向下拿捏项肌3～5遍。

操作间隔 每日1次，1个月为1个疗程。

主　　治 脾胃虚弱型小儿脑瘫。

16 月经不调

16.1 概述

16.1.1 概念

月经不调为妇科常见病，表现为月经周期或出血量的异常，或是月经前、经期时的腹痛及全身症状。

16.1.2 病因病机

(1) 中医病因病机

月经不调分为月经先期、月经后期和月经先后无定期三种。月经先期主要由血热扰于冲任，迫血妄行，或气虚统摄无权，冲任失于固摄引起；月经后期主要由营血不足，血海亏虚，月经不能按时满溢，或寒客胞宫，或肝郁气滞，气血运行受阻，经脉凝滞，冲任受阻而致；月经先后不定期主要由肝郁、肾虚致气血失调，瘀血阻滞，或冲任损伤而引起。

(2) 西医病因病机

西医学认为月经受腺垂体和卵巢分泌的激素调节，而呈现周期性子宫腔出血。如下丘脑-垂体-卵巢三者之间的动态关系失于平衡，则导致其功能失常而产生月经不调。

16.1.3 临床表现

月经先期、后期，或先后无定期伴有经量、经质、经色的异常，为妇科常见病证之一。

16.2 点穴技术在月经不调中的应用

技术一

点穴部位 第2、3腰椎棘突间两旁及关元俞。

操作规程 用指压法。术者以双手拇指指腹强压上述部位和穴位各3~5分钟。

操作间隔 每日 1 次。本技术引自程爵棠经验。

主　　治 月经不调。

技术二

点穴部位 肾俞、子宫、关元、三阴交。

操作规程 用指压、揉压法。以双手拇指指腹揉压双侧肾俞、子宫、关元穴各 3 ~ 5 分钟，再强压三阴交 1.5 ~ 3 分钟。

操作间隔 每日或隔日 1 次。

主　　治 月经不调。

技术三

点穴部位 关元、中极、归来、八髎、三阴交。

操作规程 用指压法，强压上述穴位，每穴 1.5 ~ 3 分钟。

操作间隔 每日 1 次。

主　　治 月经不调。

17 痛经

17.1 概述

17.1.1 概念

痛经，或称为经期疼痛，是妇科患者最常见的症状之一。许多妇女在经期有轻度不适，不过痛经是指经期的疼痛影响了其正常的活动，并且需要药物治疗。周期性的经期疼痛是常见的并且发生于大多数月经周期。痛经常为绞痛并伴有下背部痛、恶心、呕吐、头痛或腹泻。

17.1.2 病因病机

(1) 中医病因病机

本病多因经行不畅，或因情志不舒致冲任不利，血行阻滞于胞宫发病；或因经期涉水淋雨，感寒饮冷，久居湿地致寒湿伤于下焦，客于胞脉，经血为寒湿所凝滞而作痛；或久病大病之后，血海空虚，胞宫失养而致病；或素体阳气不振，无力行血，经行不畅致痛经发生；或多孕多产，房劳失节，致肝肾亏损，精亏血少，冲任不足，血海空虚，不能滋养胞宫，而出现痛经。

(2) 西医病因病机

西医学将其分为原发性和继发性痛经两类。生殖器官无器质性病变者称为原发性痛经或功能性痛经，常发生于月经初潮后不久的未婚或未孕的年轻妇女，常于婚后或分娩后自行消失。由于生殖器官器质性病变所引起的痛经称为继发性痛经，常见于子宫内膜异位症、急慢性盆腔炎、肿瘤、子宫狭窄及阻塞等疾病中。本病的发生常与生殖器局部病变、精神因素和神经、内分泌因素有关。

17.1.3 临床表现

本病于行经期或经前期、经后期小腹出现规律性疼痛，或伴有腹胀、乳房胀痛、胸胁胀痛或腰骶部疼痛等。一般的经前期痛，多属寒凝；痛在经期，多属气滞血瘀，痛在经后期，多属气血虚损。

17.2 点穴技术在痛经中的应用

技术一

点穴部位 中极、水道、地机、三阴交。

操作规程 用指压法。以双手拇指强压双侧三阴交、地机，再揉压中极、水道，每穴 3 ~ 5 分钟，若属寒证，再横擦腰骶部，以透热为度。

操作间隔 每于经期疼痛时使用或经前期 1 周治疗 2 ~ 3 次，连续治疗 3 个月经周期。本法治疗痛经效果颇佳。

主　治 痛经。

技术二

点穴部位 太冲、中极、八髎、三阴交。

操作规程 用指压、揉压法。先以拇指揉压太冲和中极穴各 3 ~ 5 分钟，再强压八髎和三阴交，每穴 1.5 ~ 3 分钟。再辅以横搓腰骶部效果更好。

操作间隔 于痛经时使用。

主　治 痛经（肝郁湿热）。

技术三

点穴部位 三阴交、血海、肾俞、次髎。

操作规程 用指压法。用重手法垂直点按每个穴位 10 ~ 15 秒后松开，几秒后再点按，重复 8 次。每天点按 3 次。

操作间隔 每日治疗 2 ~ 3 次。

主　治 痛经。

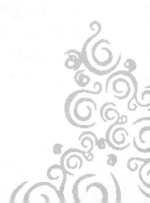

18 落枕

18.1 概述

18.1.1 概念

落枕是指以颈部疼痛、颈项强硬、转侧不便为主要表现的颈部软组织急性扭伤或炎症。轻者 4~5 日自愈，重者可迁延数周不愈，常是颈椎病的反映。

18.1.2 病因病机

(1) 中医病因病机
多因睡眠姿势不良或感受风寒所致。
(2) 西医病因病机
西医学的颈肌劳损、颈项纤维组织炎、颈肌风湿病、枕后神经痛、颈椎肥大等引起的斜颈均可导致颈部肌肉痉挛而致本病。

18.1.3 临床表现

本病表现为颈部肌肉、颈项强直、酸胀、转动失灵，强转侧则痛，甚则向同侧肩部和上臂放射，颈部压痛明显。

18.2 点穴技术在落枕中的应用

技术一

点穴部位 压痛点。
操作规程 用指压法。患者取坐位，术者立于其体后方，嘱其颈部略做旋转活动，找出最痛点 1~2 个。术者一手扶住患者头部，另一手用大拇指紧压痛点 2 分钟左右。患者颈部疼痛即可减轻或消失，颈部活动牵制就可解除。
操作间隔 一般指压治疗 1~2 次即愈。
主　治 落枕。

技术二

点穴部位 承山。

操作规程 用指压法。患者俯卧于床上，取压痛明显的一侧穴位，以患者能忍受为度。同时嘱患者活动颈部，活动幅度由小变大，逐渐加强。指压时间一般在 15～20 分钟。

操作间隔 每日 1 次。一般按压 1 次后即可痛止。

主 治 落枕。

技术三

点穴部位 落枕穴、阿是穴、后溪、悬钟。

操作规程 用指压法。术者用拇指尖在落枕穴和阿是穴上分别点按，每次 3 分钟。再用重手法按揉后溪和悬钟穴，同时嘱咐患者活动颈部。

操作间隔 1～3 次痊愈。

主 治 落枕。

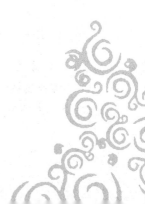

19 颈椎病

19.1 概述

19.1.1 概念

颈椎病又称颈椎综合征，是颈椎骨关节炎、增生性颈椎炎、颈神经根综合征、颈椎间盘脱出症的总称，是一种以退行性病理改变为基础的疾患。主要由于颈椎长期劳损、骨质增生，或椎间盘脱出、韧带增厚，致使颈椎脊髓、神经根或椎动脉受压，出现一系列功能障碍的临床综合征。本病好发于 40 岁以上成年人，无论男女皆可发生，是临床常见多发病。

19.1.2 病因病机

(1) 中医病因病机

本病可由外伤伤及颈部皮肉筋骨；或风寒湿侵袭经络，阻滞肢体关节导致屈伸不利；亦可由肝肾亏虚，筋脉失于濡养；或痰湿瘀阻经脉引发本病。

(2) 西医病因病机

西医学认为本病主要由于颈椎长期劳损、骨质增生，或椎间盘脱出、韧带增厚，致使颈椎脊髓、神经根或椎动脉受压，出现一系列功能障碍的临床综合征。

19.1.3 临床表现

颈肩酸痛可放射至头颈部和上肢，肩臂麻木疼痛，重者肢体酸软乏力，甚则大小便失禁、瘫痪。若病变累及椎动脉及交感神经时则可出现头晕、心慌等症。

19.2 点穴技术在颈椎病中的应用

技术一

点穴部位　天柱、大椎。

操作规程　用指压法。一面缓缓吐气，一面按压 6 秒钟，如此重复按压天柱 20 下、大椎 10 下。

操作间隔　每日或隔日 1 次。本技术引自程爵棠经验。

主　　治　颈椎疼痛、麻痹等后遗症。

技术二

点穴部位　气舍、缺盆、肩井。

操作规程　用指压法。依次点按、揉压上述穴位，每穴 3～5 分钟，效果明显。

操作间隔　每日或隔日 1 次，10 次为 1 个疗程。

主　　治　颈椎病。

技术三

点穴部位　后溪、跗阳、束骨。

操作规程　用指压法。先用拇指、食指指腹用重力扪按后溪、跗阳、束骨穴，点穴时慢慢加力，以局部有酸胀感为度。扪按跗阳穴最好使酸胀热感能传到肩部为佳。每穴持续操作 10 分钟左右。

操作间隔　每日治疗 1 次，坚持使用效果可显。

主　　治　颈椎病。

20 近视

20.1 概述

20.1.1 概念

近视是屈光不正的一种。在屈光静止的前提下，远处的物体不能在视网膜汇聚，而在视网膜之前形成焦点，因而造成视觉变形，导致远方的物体模糊不清，青少年多发。

20.1.2 病因病机

(1) 中医病因病机

患者多由于先天禀赋不足，肝肾亏虚，精血不能上荣于目而导致目不能发挥正常作用所致。

(2) 西医病因病机

西医学认为本病是屈光不正的一类眼病。青少年多因看书习惯不良，照明不足或光线不足，或因病后用眼过度，或与遗传基因有关。

20.1.3 临床表现

看远方物体感觉模糊，近处物体清楚，但看近处物体过久则会出现眼胀、头痛、视力疲劳等症状。

20.2 点穴技术在近视中的应用

技术一

点穴部位 百会、睛明、鱼腰、四白、攒竹、太阳、风池、合谷。
操作规程 用揉、点法。患者取坐位，揉、点上述穴位。
操作间隔 每日 1 次。
主　治 近视。

技术二

点穴部位　肝俞、肾俞、太冲、光明、三阴交。

操作规程　用揉压法。以两拇指指腹揉按上述部位和穴位，反复进行，每次10分钟。

操作间隔　每日早晚各1次。坚持治疗，效果自见。

主　治　近视。

技术三

点穴部位　睛明、攒竹、丝竹空、四白、阳白、翳明、风池。

操作规程　用揉、按法。先用食指指腹轻揉睛明、攒竹、丝竹空穴各1~2分钟，以局部有微胀感为度。再用食指指腹扣按四白、阳白、翳明穴，每隔10秒钟放松1次，用力中等，反复扣按各1~2分钟，以局部有明显酸胀感为宜。然后用拇指、食指指腹同时分别用中等力量扣按风池穴，每隔20秒钟放松1次，反复扣按2~3分钟，以局部有明显酸胀感并向眼区传导为止。

操作间隔　每日治疗1次，10次为1个疗程。坚持治疗，确有较好疗效。本技术引自程爵棠经验。

主　治　假性近视。